子どもがかかる

耳・鼻・のどの病気百科

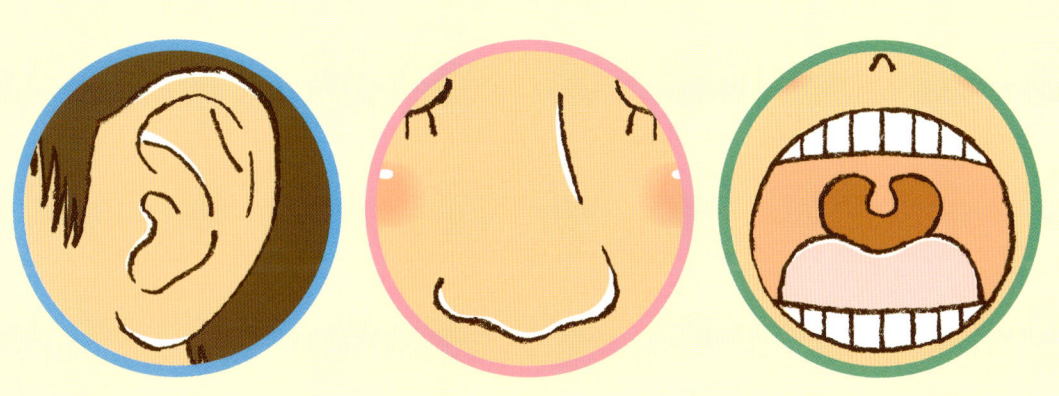

少年写真新聞社

まえがき

　学校保健法（昭和33年制定）の健康診断の項には「耳鼻咽喉科疾患の有無は、耳疾患、鼻・副鼻腔疾患、口腔咽頭喉頭疾患、音声言語異常などに注意する」と書かれています。これは半世紀以上経た現在も変わることはありません。正常な聞こえによって言語が発達し、言語を介してヒトは学習し、意思を伝えます。このようにヒト社会の中で重要といわれるコミュニケーションは、生まれたときから発達していきます。

　一方、五感とは視覚・聴覚・味覚・嗅覚・触覚の5つの感覚をいいます。耳鼻咽喉領域には五感のうち視覚以外の4つの感覚がそろっており、感覚器として重要な部位といえます。また、鼻と口は呼吸と栄養の入り口でもあり、ヒトが生きていく上にとても重要な機能を有しています。しかしこの入り口はときには様々な病気のもととともなります。かぜの病原体は鼻や口から入ってきます。咽頭にある扁桃（へんとう）は一種の免疫機能を持ちながらも扁桃炎という病態を起こします。

　子ども時代は機能が発達する時期であり、学校や幼稚園、保育園などの集団生活で社会性を身につけ学習していく時期でもあります。この時期を健康に過ごせるように、また持っている機能や能力が十分に発揮でき、成長できるように周りの大人たちが環境を整えていきたいと思っています。

　この本では、様々な機能を持った耳・鼻・のどに関する情報を、わかりやすく解説しました。20年近くこども病院でこの領域の疾患を持った子どもたちと向き合い、子どもたちとご両親、そのまたご両親、ときには学校の先生や保育士さんたちにお話をしてきた経験がとても役立ったと思います。この本を学校での対応、家庭での対応などに役立てていただければ幸いです。

　最後に本書の出版にあたり、ご尽力いただきました少年写真新聞社の森田のぞみ様をはじめ、関係者の方々に心より感謝申し上げます。

工藤　典代

もくじ

第1章　耳・鼻・のどの仕組み

1. 耳・鼻・のどのつながり……………………………………… 6
2. 耳の仕組みと役割……………………………………………… 8
3. 鼻の仕組みと役割……………………………………………… 10
4. のどの仕組みと役割…………………………………………… 12
   コラム「影響し合う耳・鼻・のど」………………………… 14

第2章　耳・鼻・のどの健康観察

1. こんな症状があったら注意　〜耳〜………………………… 16
2. こんな症状があったら注意　〜鼻〜………………………… 18
3. こんな症状があったら注意　〜のど〜……………………… 20
4. 季節ごとの注意点（1）……………………………………… 22
5. 季節ごとの注意点（2）……………………………………… 24
6. イベントごとの注意点………………………………………… 26
7. 気をつけたい生活習慣………………………………………… 28
8. 〜資料編〜……………………………………………………… 30

第3章　耳の病気

1. 急性中耳炎……………………………………………………… 34
2. 滲出性中耳炎…………………………………………………… 36
3. 慢性中耳炎（慢性化膿性中耳炎）…………………………… 38
4. 中耳真珠腫（真珠腫性中耳炎）……………………………… 40
5. 内耳炎…………………………………………………………… 41
6. 外耳（道）炎…………………………………………………… 42
7. 外傷性鼓膜穿孔………………………………………………… 44
8. 耳介軟骨膜炎…………………………………………………… 46
9. 耳介血腫………………………………………………………… 47
10. 耳管の機能異常………………………………………………… 48
11. 耳垢栓塞………………………………………………………… 50
12. 耳帯状疱疹（ハント症候群）………………………………… 52
13. 顔面神経麻痺…………………………………………………… 53
    コラム「予防接種について」………………………………… 54

第4章　鼻の病気

1. 急性鼻副鼻腔炎 … 56
2. 慢性副鼻腔炎 … 58
3. 急性鼻副鼻腔炎合併症 … 60
4. アレルギー性鼻炎 … 62
5. スギ花粉症 … 64
6. 嗅覚障害 … 66
7. 鼻中隔彎曲症 … 68

第5章　のどの病気

1. 急性扁桃炎 … 70
2. 慢性扁桃炎・反復性扁桃炎 … 72
3. 口蓋扁桃肥大・アデノイド … 74
4. 味覚障害 … 76
5. 耳下腺炎 … 78
6. 摂食・嚥下障害 … 80
7. 舌小帯短縮症 … 82

第6章　その他の病気

1. めまい・耳鳴り … 84
2. 先天性疾患・遺伝的な病気への対応 … 86
3. かぜに伴う症状 … 88
4. 睡眠時無呼吸症候群 … 90
5. 発声に関わる病気 … 92
6. 難聴 … 94

第7章　応急手当

1. 異物症 … 98
2. 耳の応急手当 … 100
3. 鼻の応急手当 … 102
4. のどの応急手当 … 104
5. 病院で伝えるべきチェックポイント … 106

参考文献 … 108
さくいん … 109
著者紹介 … 111

第 1 章

耳・鼻・のどの仕組み

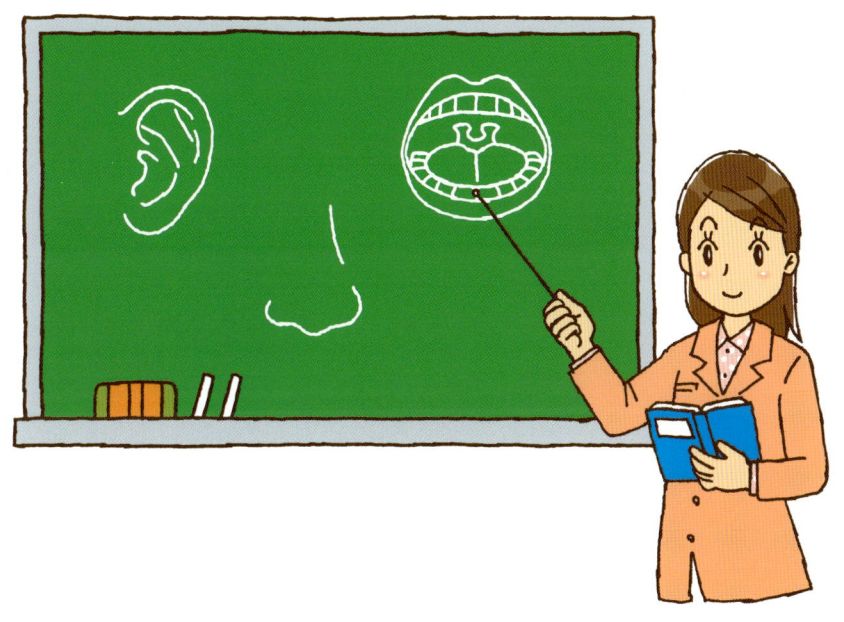

耳・鼻・のどのつながり

■耳・鼻・のどはつながっている

　鼻を強くかんだら耳に響いた、という経験は誰でも持っているものです。これは、鼻の奥と耳が「耳管」という管でつながっているために起こります。また、のどと鼻の奥の移行部はひとつの空間になっており、そこは空気の通り道でもあります。このように「耳・鼻・のど」はつながっているのです。

　さらに、鼻には呼吸の際の息の通り道である固有鼻腔だけではなく、顔面を構成する骨の中にある「副鼻腔」(p.60)という空洞にも自然口（p.57脚注）を通じて空気の流通があります。

　自然口や耳管は空気だけではなく病原体も通すことがあり、中耳炎や副鼻腔炎の原因となります。

空気の流れ

鼻腔の働きと空気の流れ

　通常は鼻から呼吸（鼻呼吸といいます）をしますが、このとき吸気、呼気ともに鼻腔の中を通ります。固有鼻腔といわれ、のどにつながる空間です。鼻は呼吸器官として空気を暖める（加温）、湿り気を与える（加湿）、ほこりを取る（除塵）という重要な働きがあり、空気を適切な状態にして肺に送っています。鼻が詰まると鼻呼吸ができなくなり、口呼吸をするようになります。口呼吸には除塵の作用はありません。また、口を開けていることで口が乾いてしまいます。

　また、鼻は嗅覚という感覚器であると同時に共鳴の器官でもあり、構音（p.11）に重要な働きがあります。そのため、鼻が詰まると鼻声になります。

耳・鼻・のどの仕組み

耳管の働きと空気の流れ

　耳管は鼻の奥（鼻咽腔）と中耳（鼓室）をつなぐ管です。耳管はいつも開放しているわけではなく、あくびや嚥下（えんげ）の動作の際に開きます。耳管の役割は換気、防御、排泄（はいせつ）です。すなわち、中耳の空気を「換気」し、鼻やのどから耳に容易に病原体が入ってこないように「防御」し、中耳にたまった貯留液（膿（うみ）や滲出液（しんしゅつえき）など）を鼻腔に「排泄」する作用です。強く鼻をかむと圧力がかかり耳管を通じて、鼻腔内の病原体が中耳に入り、中耳炎の原因となります。

耳管（じかん）

口蓋扁桃（こうがいへんとう）

のどの働きと空気の流れ

　のどは消化器、呼吸器に加え免疫機能などの役割があります。消化器としては、食物の摂食と咀嚼・嚥下の機能があり、味覚も重要な感覚です。呼吸器としては鼻が詰まっている際に口呼吸の役割があり、鼻呼吸の際には鼻咽腔から喉頭へ、気管から肺へ空気を通します。免疫機能としてはワルダイエルの扁桃輪（そしゅく）（p.74）といわれるリンパ組織が口の奥に輪のように集まっています。そのひとつが口蓋扁桃で、炎症を起こしやすい臓器のため、かぜをひくと腫れたり、腎炎を起こすきっかけになったりもします。のどのリンパ組織は、成長に伴い次第に小さくなっていきます。

肺へ　　食道〜胃へ

耳の仕組みと役割

　耳は外耳から中耳、内耳に至り、内耳からは聴神経と前庭神経が脳幹部を経て大脳に至ります。耳には聴覚、平衡機能という2つの重要な機能があります。さらに、意外と知られていないことですが、顔面神経が耳の中を通り耳下部から顔面に達していたり、舌の前3分の2の味覚を担当する神経が耳の中を通っていたり、耳は重要な神経の通り道でもあるのです。

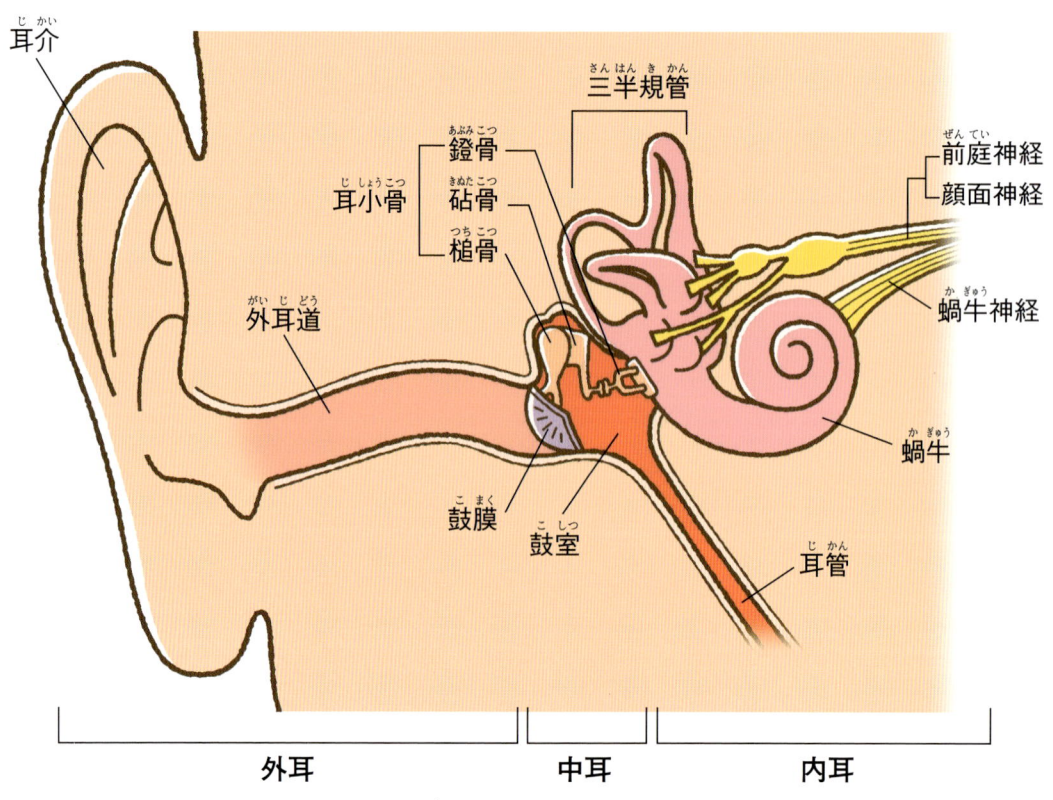

■音を聞く

音にはいろいろな種類や高さがあります。音の高さは周波数で表されますが、ヒトが聞こえる音の周波数は20Hz（ヘルツ）から15000Hz程度で、これを可聴域（かちょういき）といいます。音は内耳から聴神経を経て大脳に伝えられ、語音はことばとして認識され理解されます。聴覚は加齢による影響を強く受け、20歳代をピークに高音域から低下していきます。

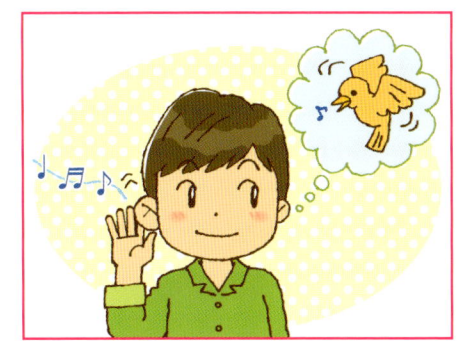

■バランスをとる

私たちがまっすぐ立っていられるのは、身体の位置を把握し、体の動きの変化を感じることができるからです。平衡感覚は内耳の前庭器官と三半規管がつかさどっています。一種の反射器官であり、前庭眼反射、前庭脊髄反射、前庭自律神経反射という3種の反射があります。これらがお互いに影響し、体のバランスを保つようにしています。

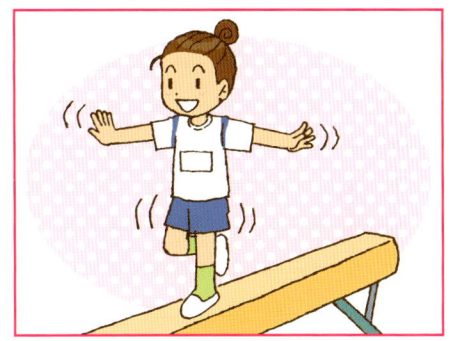

■その他

外耳道には産毛（耳毛）があり、虫や種などの異物の侵入を防いでいます。耳垢（じこう）も外耳道を物理的に保護する、乾燥を防止するなどの役目があります。これらがあっても完全に外耳道がふさがれない限りは聞こえには影響しません。また、耳が左右にあるのは音がする方向を判断する（音源定位（おんげんていい））ために重要だからです。片耳だけの聞こえでは音の方向がわからなくなります。

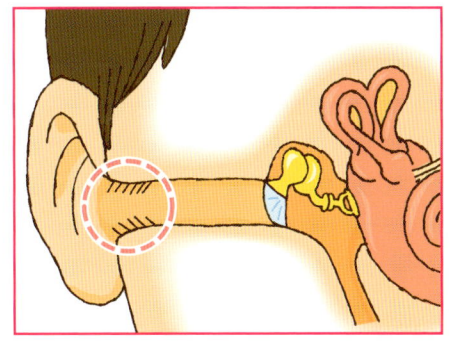

鼻の仕組みと役割

　脊椎動物には鼻の孔が左右にあります。左右は鼻中隔で仕切られていますが、鼻の奥ではひとつの空間になり、咽頭につながっていきます。

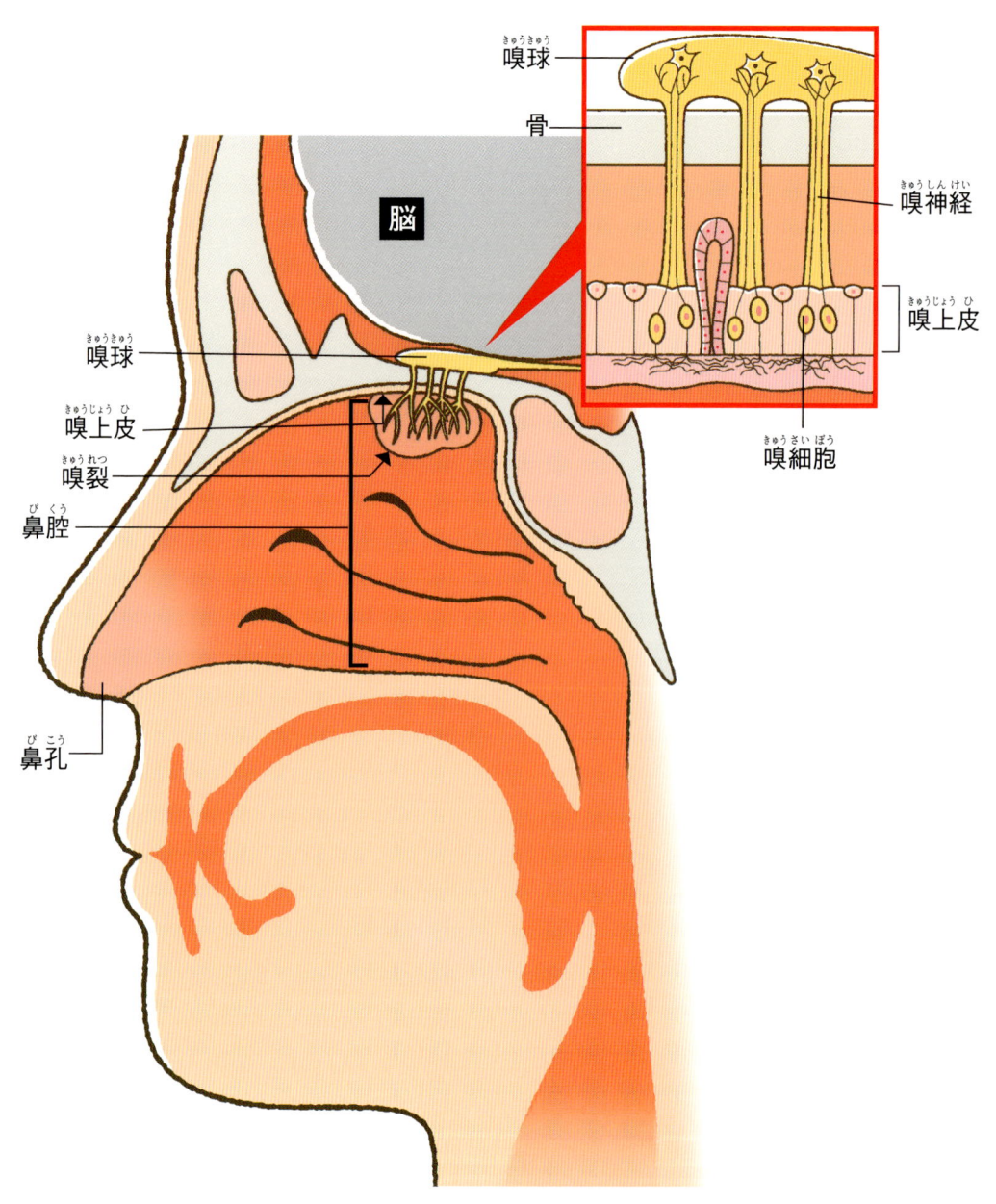

■においをかぐ

　鼻から入ってきた空気は鼻の奥の嗅裂という粘膜まで届き、嗅細胞にある嗅覚受容体でにおいを感じます。ヒトで機能している嗅覚受容体は400個であるのに比べて、マウスは1200個、ラットには1430個もあり、ほかの哺乳類に比べると、ヒトのにおいの機能は限定的であることがわかります。人が感じられるにおいには、生活を豊かにするにおい（甘いにおい、香辛料のにおい、樹木や花のにおいなど）と、体に危険を知らせるにおい（腐敗臭、ガスや煙のにおいなど）があります。

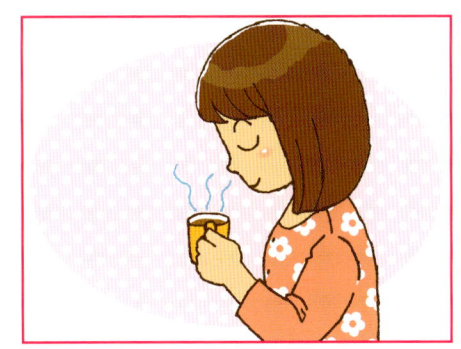

■呼吸

　動物は鼻呼吸が基本です。鼻呼吸ができないと動物は生きていくことができません。鼻には加温、加湿、除塵の機能があり、体内に入る空気が体に適するように変えています。しかしときには鼻が詰まることもあり、その場合は口呼吸をします。ヒトは乳児期から少しずつ口呼吸を覚えていきますが、本来口呼吸はヒトにとって緊急避難用であり、不自然なことです。

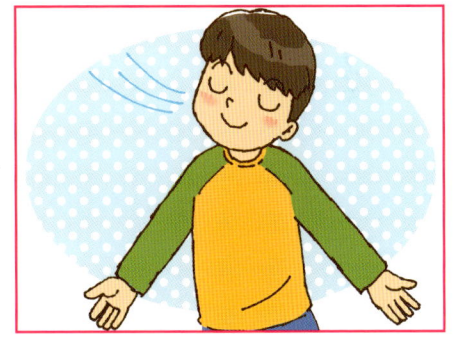

■発音・構音

　言語音には発声と共鳴、構音の3つの要素があります。発声とは声帯が振動して音声が生じることで、共鳴と構音は喉頭から口腔、鼻腔、鼻孔まで、発声時の呼気の通路や共鳴腔を変化させながら音声に特徴づけることをいいます。鼻腔、鼻孔はこのような共鳴や構音に重要な器官です。鼻の奥の軟口蓋（なんこうがい）が閉鎖しない場合は開放性鼻声となり、鼻に抜けたような声になります。

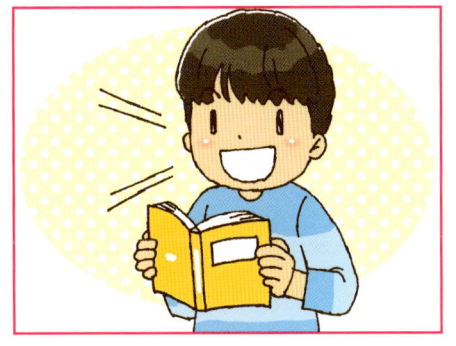

のどの仕組みと役割

口唇から始まり、口腔、咽頭へと続く器官を口腔咽頭といいます。口腔咽頭は摂食、咀嚼、嚥下という食につながる重要な器官であると同時に、味覚器官でもあり、口蓋扁桃やアデノイドなどのリンパ組織は粘膜免疫としての機能も持っています。また、鼻呼吸ができないときには呼吸器官にもなります。

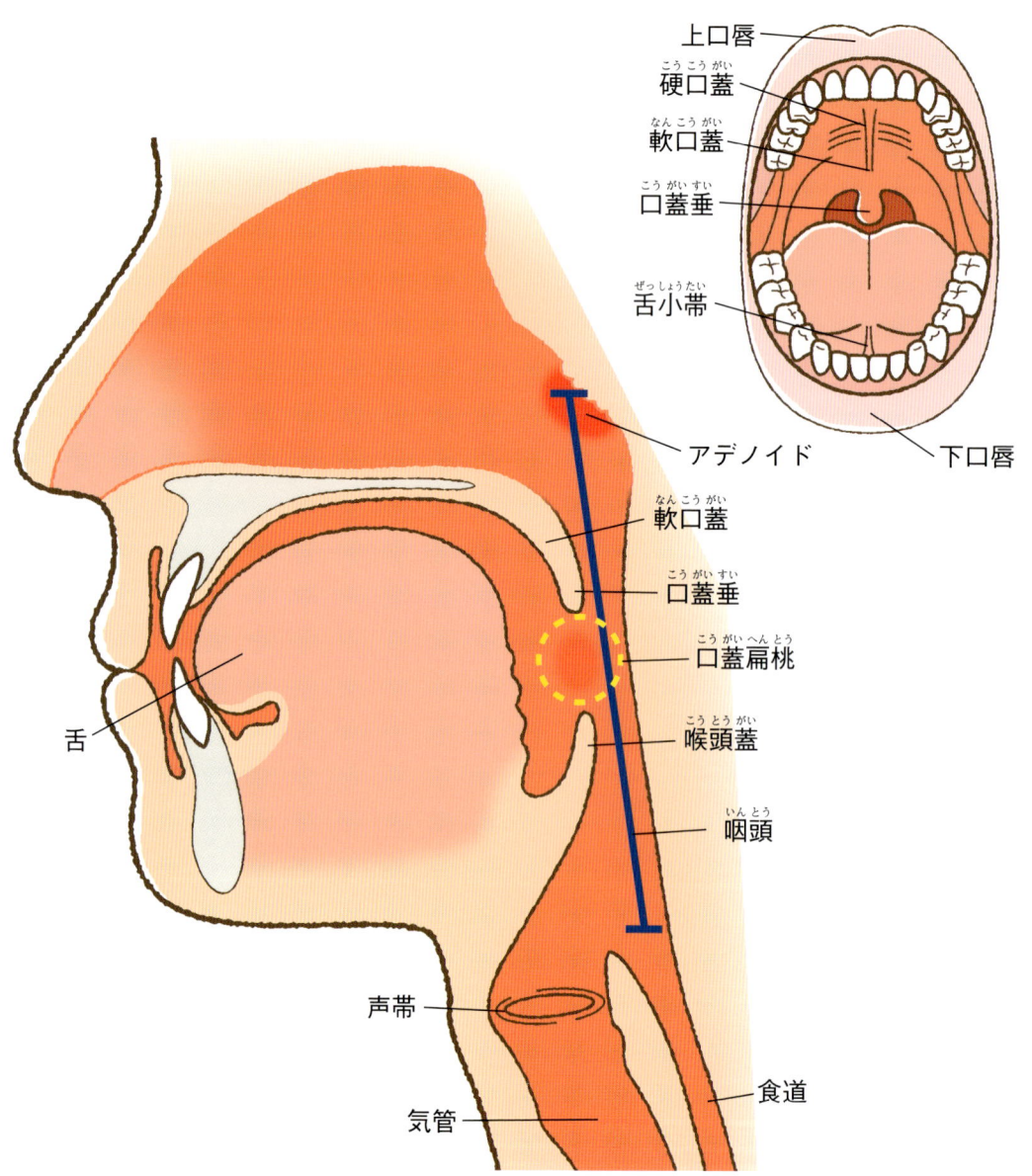

■摂食・咀嚼・嚥下

食物を認識して、口に取り込むことを摂食といいます。口に入った食べ物は、まず、口唇が閉じ、舌や頰部（ほお）で食塊を動かしながら歯で咀嚼されます。その後、唾液と混ぜ合わせて適度な粘度を持たせる、飲み込むのに適切な食塊にまとめる、などの行程を経てのどから食道に送り込まれます。これを嚥下といいます。口唇が閉じられない、唾液の分泌が少ないなど、どの機能が欠けても支障が生じます。

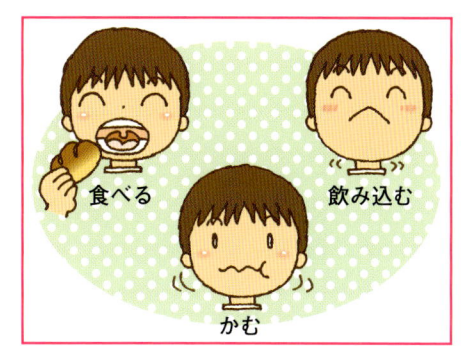

■味覚

舌には味覚の受容器があります。基本味には甘味、酸味、塩味、苦味の4種があり、それにうま味を加え五基本味といいます。

味覚を担当する神経は顔面神経の中の鼓索神経と、舌咽神経が担当し、舌触りなどの味覚刺激は三叉神経を介します。味覚は嗅覚の影響が大きく、心理的要因も影響します。最近では偏食による亜鉛欠乏から、味覚障害を起こす若い人たちが増加しています。

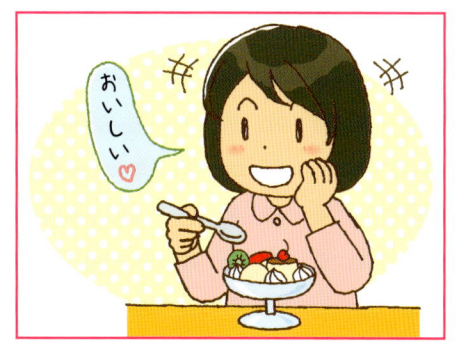

■発音・構音

口腔咽頭は、口唇が動く・舌が動く・軟口蓋が閉鎖する・頰部が動く・振動する、という共鳴・構音機能を果たしています。オペラ歌手の口腔咽頭の動きは観客席から見ていても共鳴器官だとわかるぐらいに振動しています。

軟口蓋が閉鎖しないと空気が鼻に抜けて開放性鼻声になり、また、嚥下時には食物が鼻に入ってしまいます。

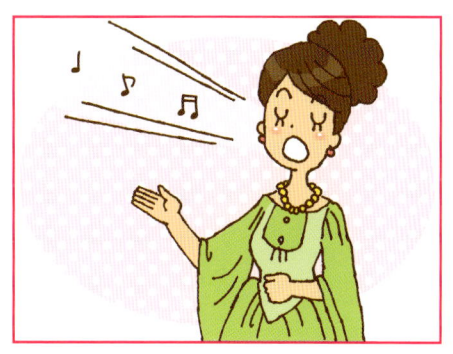

コラム

影響し合う耳・鼻・のど

　幼稚園のころ、耳鼻科で鼓膜穿刺を受け、取れた中耳貯留液が「ねばねばだ」と耳鼻科の先生が母に説明していたことを鮮明に覚えています。瞬間的でしたが、とても痛い思いをしたのです。滲出性中耳炎だったのでしょう。鼻水が出ていたのかどうかは全く記憶にありません。

　そのような子ども時代、「眼科」というのは目だけだけれど、どうして耳鼻咽喉科という科は耳と鼻（とのど）がついているのだろう、と不思議に思いました。

　耳鼻科にお世話になったのは子ども時代にはそれっきりで、そのことは忘れていたのですが、大学時代に解剖学や耳鼻咽喉科学の講義を受けて耳管が鼻咽腔と鼓室をつないでいることを知りました。

　食物は食道から胃へと、消化吸収されながらスルーッと通っていき体外へ排出されます。しかし、空気は鼻から喉頭、気管を通り肺の組織に、そしてまた鼻に戻って外に出ていきます。同時に、空気は鼻から副鼻腔へ、また中耳腔へと広がっていき、その空間は換気までされています。もしかすると、頭蓋や顔面を形成する骨を少しでも軽くして2足歩行を楽にしたいという進化の過程があったのかもしれません。

　また、耳管や自然口は空気を通し圧の調整もします。耳管を動かすきっかけを作るのがのどの動きです。のどが腫れると耳にも様々な影響が出てきます。耳・鼻・のどは隣接臓器としてお互いに影響し合い、呼吸・嚥下・構音などヒトの重要な機能を支えているのです。

　ただし、鼻から耳管を経由し中耳に入るのは空気のみならず、ときには鼻にいる病原体をも通してしまうことがあります。同じく、自然口という小さなトンネルを抜けて、病原体は副鼻腔にも入ります。このようにして中耳炎や副鼻腔炎が起こります。

　だからこそ、耳鼻咽喉科は耳鼻のどを同時に診ることが大切なのです。

第 2 章

耳・鼻・のどの健康観察

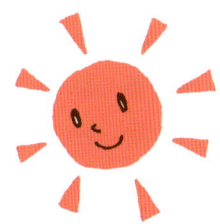
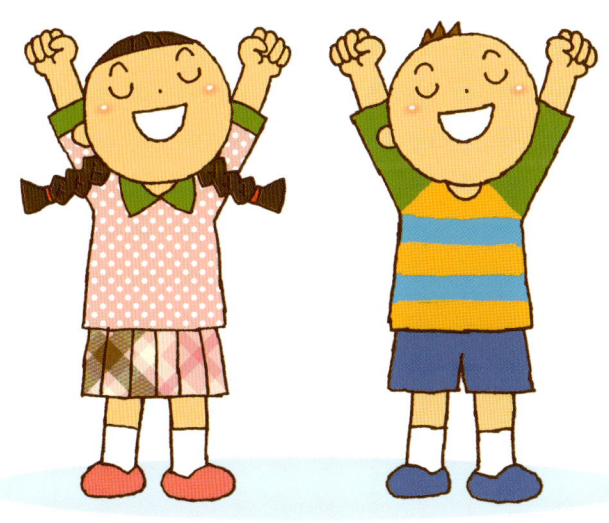

こんな症状があったら注意 〜耳〜

● 呼びかけても気づかないことがある

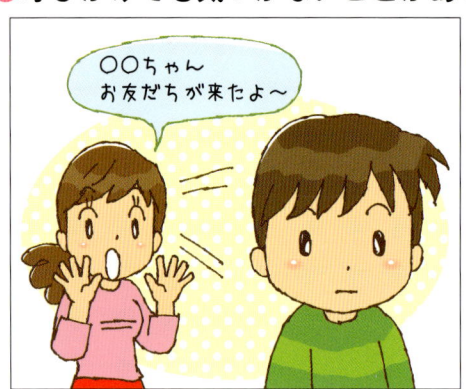

　後ろから呼びかけたとき、ほかの子どもたちが聞こえているのに気づいていないことがありませんか？あるいは正面から小さな声で話すと、口元を真剣に見つめているなどの特徴にも注意しましょう。

疑われる病気
・滲出性中耳炎→p.36　・難聴→p.94

● 声が大きい

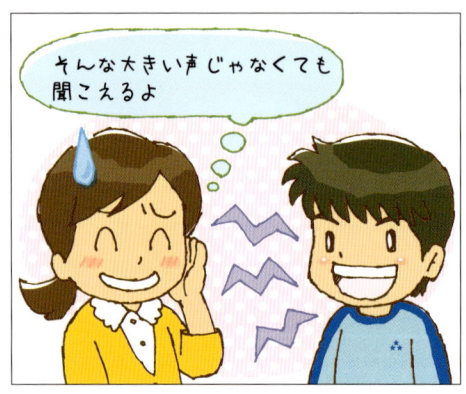

　声の大きさは自分が聞いて心地よい大きさで話します。大きい声で話すときはそれが自分にとって一番聞きやすい大きさだからです。

疑われる病気
・滲出性中耳炎→p.36　・難聴→p.94

● 聞き間違いが多い

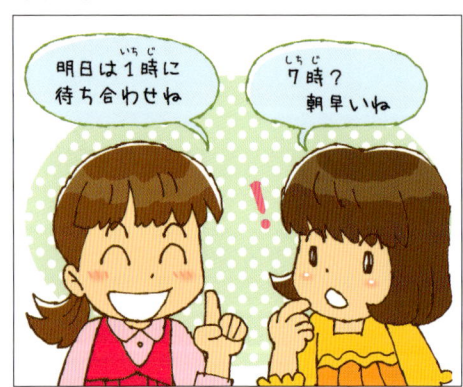

　「何といったんだろう？」と思っても聞き返しにくいこともあるでしょう。しかし聞こえた通りに解釈してしまうことが続くと、ことばも間違って覚えてしまいます。

疑われる病気
・滲出性中耳炎→p.36　・難聴→p.94

■聞こえ・ことば・耳いじり

　ボーッとしている、いうことを聞かないと思われている子どもの場合、実は聞こえが悪かったというケースがよくあります。耳いじりも癖ではなく、耳をいじることで何かの症状が改善されて本人には心地よいからです。叱られても、どうして叱られたのかを理解できないため、周囲の大人が聞こえの様子に注意することも大切です。

●耳がくさい

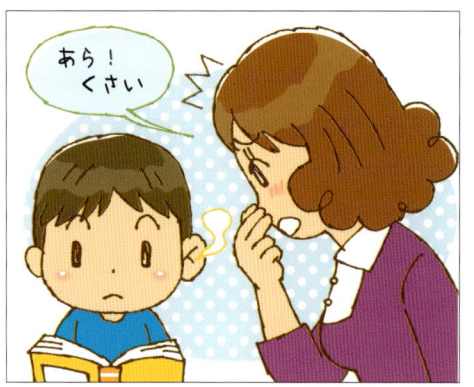

　急ににおうようになった場合は、耳漏（じろう）や耳の炎症を考えましょう。耳の周囲を洗っていないためににおうこともあります。身だしなみからは家庭の関わりの度合いをうかがうこともできます。

疑われる病気
・中耳炎（急性・慢性・真珠腫性）
　→p.34・38・40
・外耳炎→p.42　・外耳道異物→p.98

●耳をよく触る

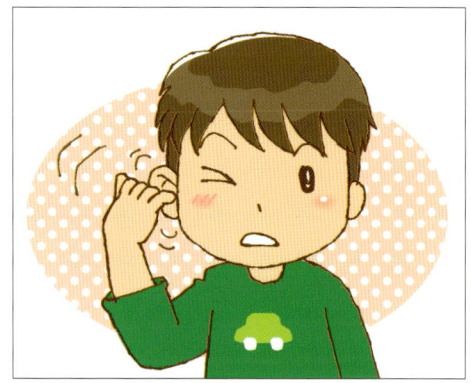

　耳がかゆい、詰まった感じがするなど、何か気になることがあるからです。ことばでは表現が難しい耳閉感はこのようなしぐさでわかることがあります。

疑われる病気
・滲出性中耳炎→p.36　・外耳炎→p.42
・外耳道異物→p.98

●耳漏や湿疹がある

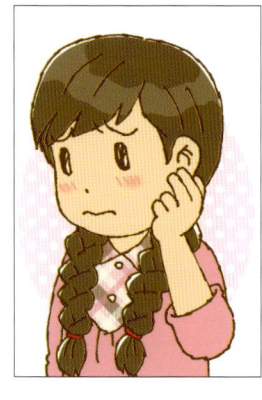 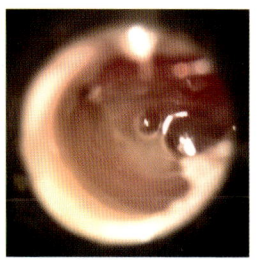

急性中耳炎のため耳漏が外耳道にあふれています。（右耳症例）

　就学前の子どもでも耳痛は訴えることができるでしょう。慢性中耳炎の耳漏は痛みがありません。

疑われる病気
・中耳炎（急性・慢性・真珠腫性）
　→p.34・38・40
・外耳炎→p.42　・外耳道異物→p.98

こんな症状があったら注意 〜鼻〜

耳・鼻・のどの健康観察

●口で息をしている

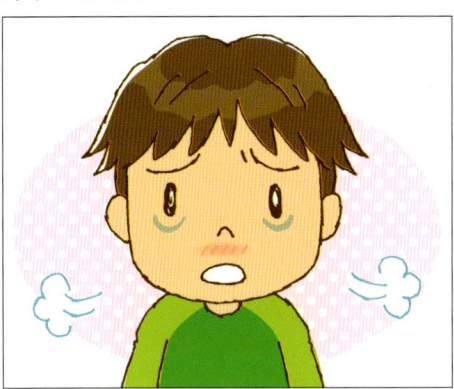

鼻づまりがあり鼻で息ができない場合、いつも口を開けて息をしているために「しまりのない顔」になります。

疑われる病気
・急性鼻副鼻腔炎→p.56
・慢性副鼻腔炎→p.58
・アレルギー性鼻炎→p.62
・アデノイド→p.74

●鼻をよくこする、鼻の周りが荒れている

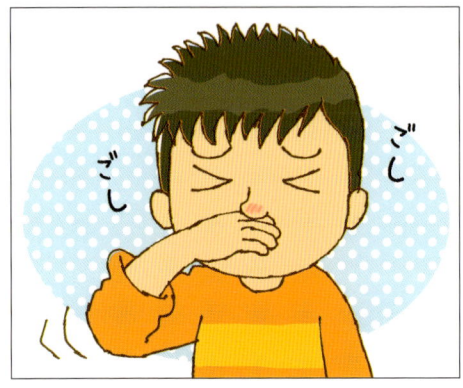

鼻をいじる、鼻をよくかく、指を入れるなどの癖は鼻がかゆい、むずむずするなど何らかの症状があるからです。

疑われる病気
・アレルギー性鼻炎→p.62
・鼻腔異物→p.98

●鼻漏（びろう）が止まらない

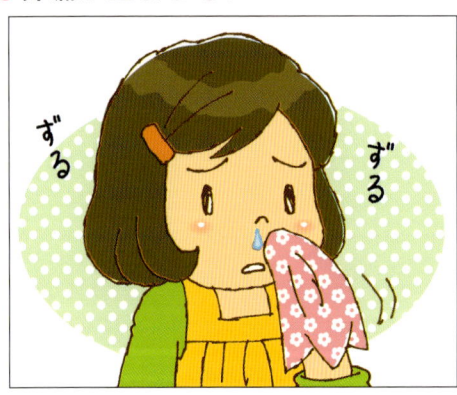

かぜなどのウイルス感染やアレルギーによるものが多いのですが、まれに鼻に入れた異物などもあります。また、外気温の変化によって出ることもあります。

疑われる病気
・急性鼻副鼻腔炎→p.56
・慢性副鼻腔炎→p.58
・アレルギー性鼻炎→p.62
・鼻腔異物→p.98

■鼻づまり

呼吸器である鼻が詰まると、集中力が低下することがあります。鼻腔が狭い子どもの場合、わずかな鼻汁でも鼻の通りに影響しますから、鼻を上手にかむことを覚えさせましょう。鼻をいじると鼻血も出やすくなりますが、訳があっていじっています。頭ごなしに「鼻をいじってはだめ」、と叱らないでください。

●くしゃみを連発する

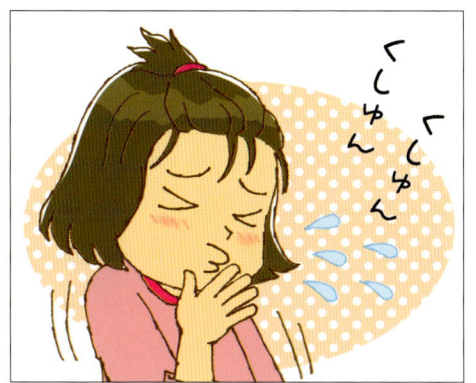

かぜのひき始め、アレルギー性鼻炎などが原因になります。ただし、就学前後の子どもの症状は、大人ほどではありません。また、鼻に入った異物によってくしゃみが出ることもあります。

疑われる病気
・急性鼻副鼻腔炎→p.56
・アレルギー性鼻炎→p.62

●においを感じていない

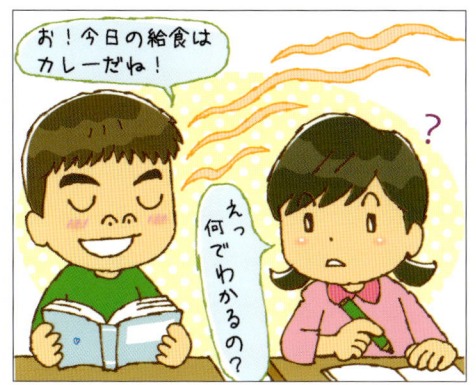

においの感じの低下は子どもの場合、多くは自覚がありません。成長してから他人の話などをきっかけに本人が気づくか、周囲が「少し変だな」と察することが多いようです。

疑われる病気
・慢性副鼻腔炎→p.58
・アレルギー性鼻炎→p.62
・嗅覚障害→p.66

●鼻血が止まらない、頻繁に鼻血が出る

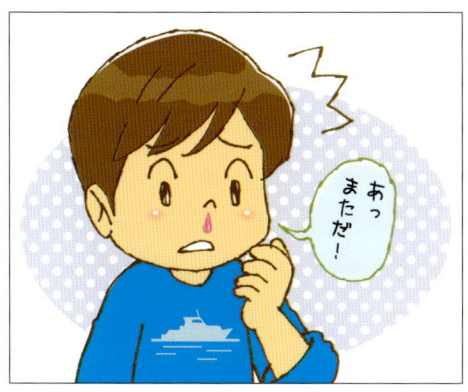

鼻をいじると鼻血が出やすくなります。それが頻繁であればそのうち触らなくても自然に出るようになってしまいます。また、鼻血が止まりにくいことから血液の病気が見つかることもあります。

疑われる病気
・アレルギー性鼻炎→p.62
・血液疾患（血友病、白血病など）

こんな症状があったら注意 〜のど〜

●口を開けて息をしている

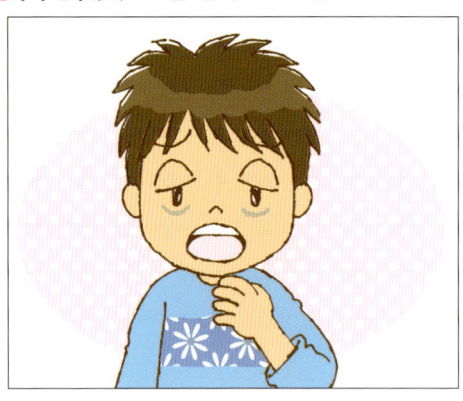

鼻づまりやのどの病気で鼻呼吸ができない場合、口を開けて口呼吸をします。この状態が長く続くと口呼吸が習慣になることもあります。

疑われる病気
- 鼻副鼻腔炎→p.56〜59
- アレルギー性鼻炎→p.62
- アデノイド→p.74
- 睡眠時無呼吸症候群→p.90

●イビキをかく

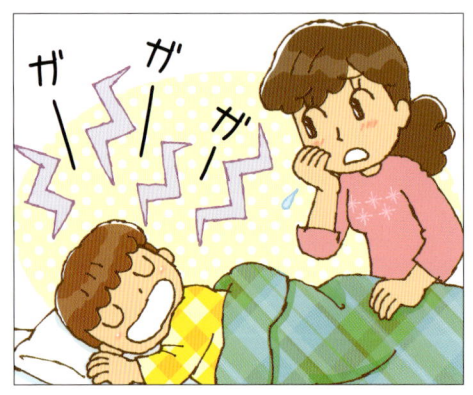

睡眠時に口呼吸をすると、舌根沈下が起こりイビキの原因になります。イビキは熟睡のサインではなく、息の通り道が狭くなっているために起こります。

疑われる病気
- 鼻副鼻腔炎→p.56〜59
- アレルギー性鼻炎→p.62
- アデノイド・扁桃肥大→p.74
- 睡眠時無呼吸症候群→p.90

●嚥下できない

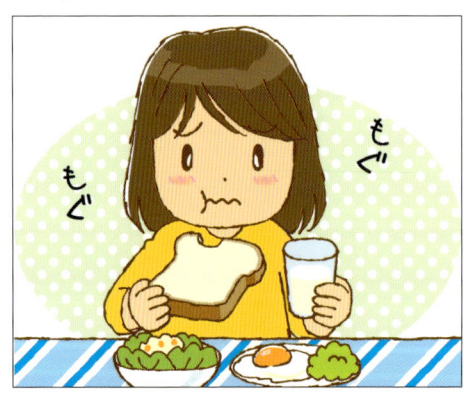

扁桃肥大の特徴的な症状です。さらに扁桃炎を起こすと余計に口蓋扁桃が腫れ、食物が通りにくくなります。また、鼻づまりがある場合も嚥下しにくくなります。

疑われる病気
- 急性扁桃炎→p.70
- 扁桃肥大→p.74
- 嚥下障害→p.80

■扁桃肥大とアデノイドに注意

　アデノイドの特徴的な症状は、鼻閉と口呼吸です。口蓋扁桃肥大があると嚥下障害も起こり、食事に時間がかかるようになります。かぜをひいて扁桃が腫れた状態になると一気に症状が悪化します。のどの痛みを伴う場合は扁桃炎の可能性が高いでしょう。

●声がかれている

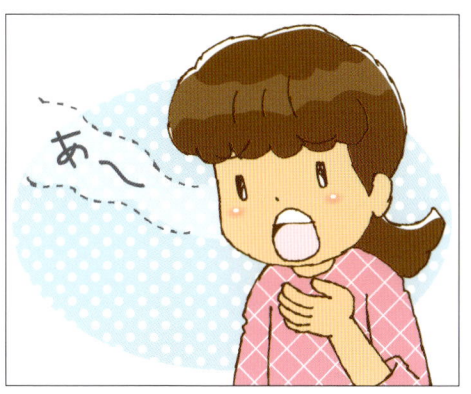

　声がれになるのは、声帯の変化が原因です。大きな声を出す習慣がある、カラオケや部活などで声を使いすぎる、といったことがきっかけで起こります。

疑われる病気
・小児声帯結節→p.92 　・嗄声（させい）→p.92
・喉頭乳頭腫症→p.93

●耳下腺部が腫れている

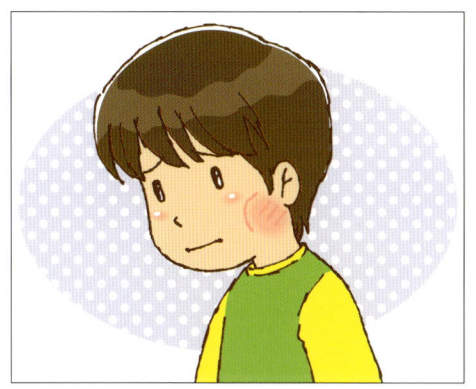

　最も気をつけなければならないのは流行性耳下腺炎です。反復性耳下腺炎の場合は何度も耳下腺が腫れますが、他人には感染しません。

疑われる病気
・流行性耳下腺炎、反復性耳下腺炎→p.78

●口の中や口角に水疱（ほう）ができている、舌の異常

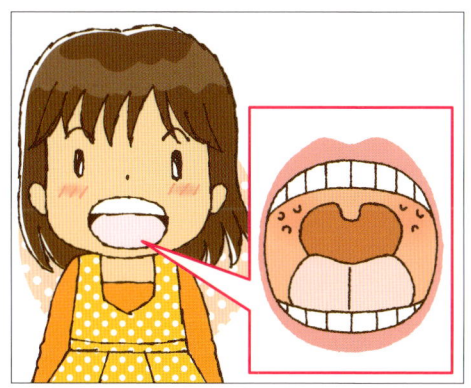

　口腔粘膜に水疱ができるヘルパンギーナ、手足口病などの感染症は、幼児に多く見られます。溶連菌感染症の場合はイチゴ状の舌になります。

疑われる病気
・溶連菌感染症→p.71 　・ヘルペス
・口内炎

季節ごとの注意点（1）

●持病の学校への伝え方

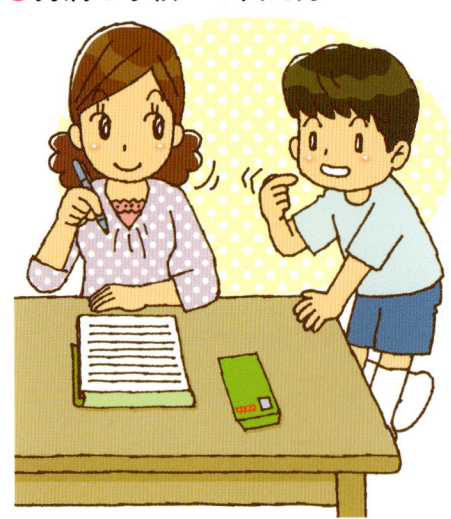

　子どもの健康状態を学校側に伝えておくことは学校にとっても家庭にとっても重要なことです。毎年新学期には健康調査がありますから、調査票に記入して提出しましょう。

　そのほかにも学校で気をつけてほしい点（プールの授業、座席、食物アレルギーなど）があれば伝えるようにしましょう。

チェックポイント

- ☐ 通院している場合、通院の時間帯と頻度はどれくらいか
- ☐ 飲み薬や点鼻薬などの使用がある場合、学内で必要かどうか
- ☐ よく熱を出す方か、休みがちであるか
- ☐ 手術を受けたことがあるか、手術予定の病気があるか
- ☐ 補聴器や人工内耳などの装用があるかどうか
- ☐ ことばの遅れやコミュニケーションのとり方について

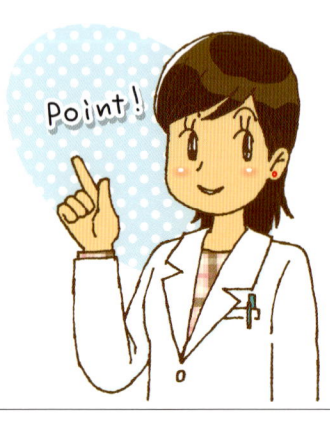

学校からの注意点　特に通院が必要な病気、アレルギーや喘息（ぜんそく）などは学校の方からも確認しましょう。

耳・鼻・のどの健康観察

■新学期

　新入生だけでなく、クラス替えなどがある新学期は子どもも緊張している時期です。扁桃炎を起こしやすい子どもがこの時期に熱を出し、新学期早々にお休みする、ということもしばしば見られます。また、スギ花粉症（p.64）はまだ症状の残っている場合があります。

　学校の先生も集中的に忙しい時期ですから、治せる病気は治して新学期に臨みましょう。

●環境の変化とアレルギー

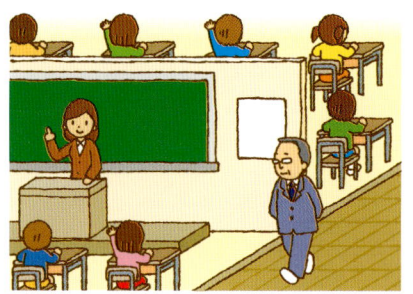

校舎・近所の確認

　オープンシステムの教室は聞こえの悪い子どもにとっては、先生の声が聞き取りにくい環境です。聞こえのよい方の耳を廊下側にしないなど、座席にも気を配りましょう。

　通学路や校庭の雑草、樹木にアレルギーの原因になるものはないか見ておきましょう。

　エアコンは使い始めに喘息やアレルギー性鼻炎が起こります。フィルターの掃除も重要です。

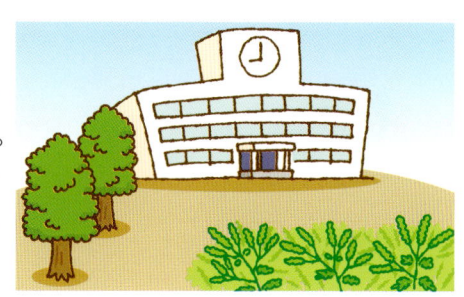

●水泳の前に気をつけること

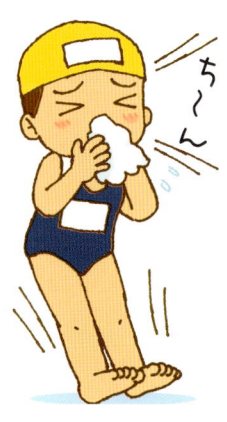

チェックポイント

・鼻漏（びろう）やせきが出ていないか
・鼻をかゆがっていないか
・耳の病気はないか

　耳の病気があると、水が耳に入るのを避けるためにも水泳の授業は見学にする場合があります。

　同じく、鼻漏が出ているときやアレルギー性鼻炎の症状があるときも見学にした方がよいでしょう。

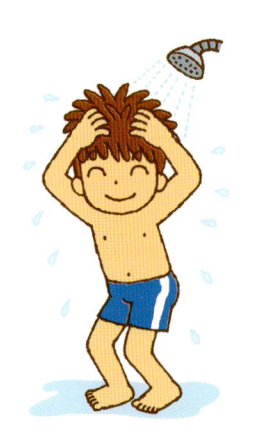

季節ごとの注意点（2）

●アレルギー性鼻炎 (p.62～65)

　アレルギー性鼻炎の原因で最も多いのはハウスダストとダニです。通年性といわれていますが、季節による変化はあり、梅雨の時期と台風の時期に悪化することが多いようです。

　花粉の飛ぶ時期は地域によっても差がありますが、一般的にまず冬から春先にかけてスギの花粉が飛びます。カモガヤやオオアワガエリなどのイネ科の植物は春、ヨモギやブタクサなどキク科の植物は秋口です。また、北海道などの寒冷地にスギの木はないのですが、シラカバのアレルギーがあります。

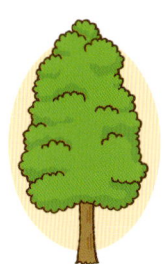 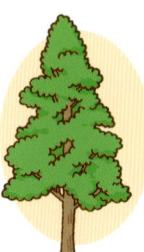 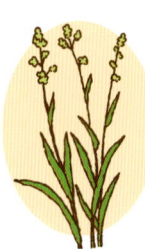 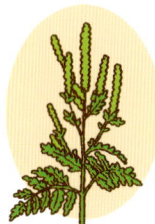 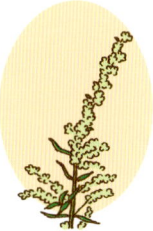

杉（1月下旬～4月）　ヒノキ（3月上旬～5月）　カモガヤ（4月下旬～6月下旬）　ブタクサ（8月～10月）　ヨモギ（9月上旬～10月下旬）

●花粉症対策のポイント

- 花粉がつきやすい洋服や帽子などはできるだけ避けましょう。
- 花粉をつけている木や草のある場所は避けて通りましょう。遠足先などは時期と場所を選びましょう。
- 風の強い日の外遊びは避けた方がいいでしょう。
- 家庭では洗濯物を外に干さないようにしてもらいましょう。
- 家や校舎などに入る前には花粉を外ではたいてから入りましょう。
- 家族も家に花粉を持ち込まないようにしましょう。

花粉症をガードする服装

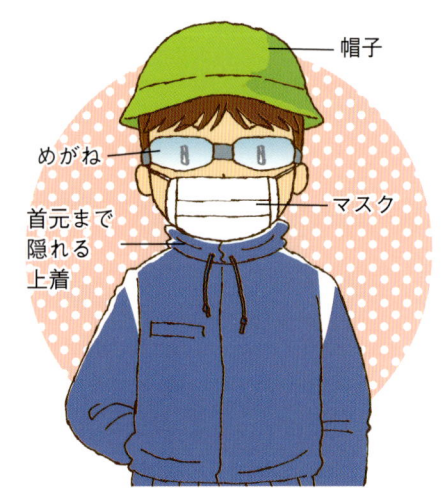

帽子／めがね／マスク／首元まで隠れる上着

花粉の付着しにくい素材のものを選びましょう。

■かぜとアレルギー

　かぜがはやりだすと、中耳炎や鼻副鼻腔炎になる子どもが増えます。鼻水は最初のうちはかぜのためなのか、アレルギー性鼻炎のためなのか、区別がつかないことがあります。アレルギー性鼻炎がある子どもは、症状が出たときの記録をとっておくと次の季節に役立ちます。インフルエンザの予防接種はもちろん受けておきましょう。

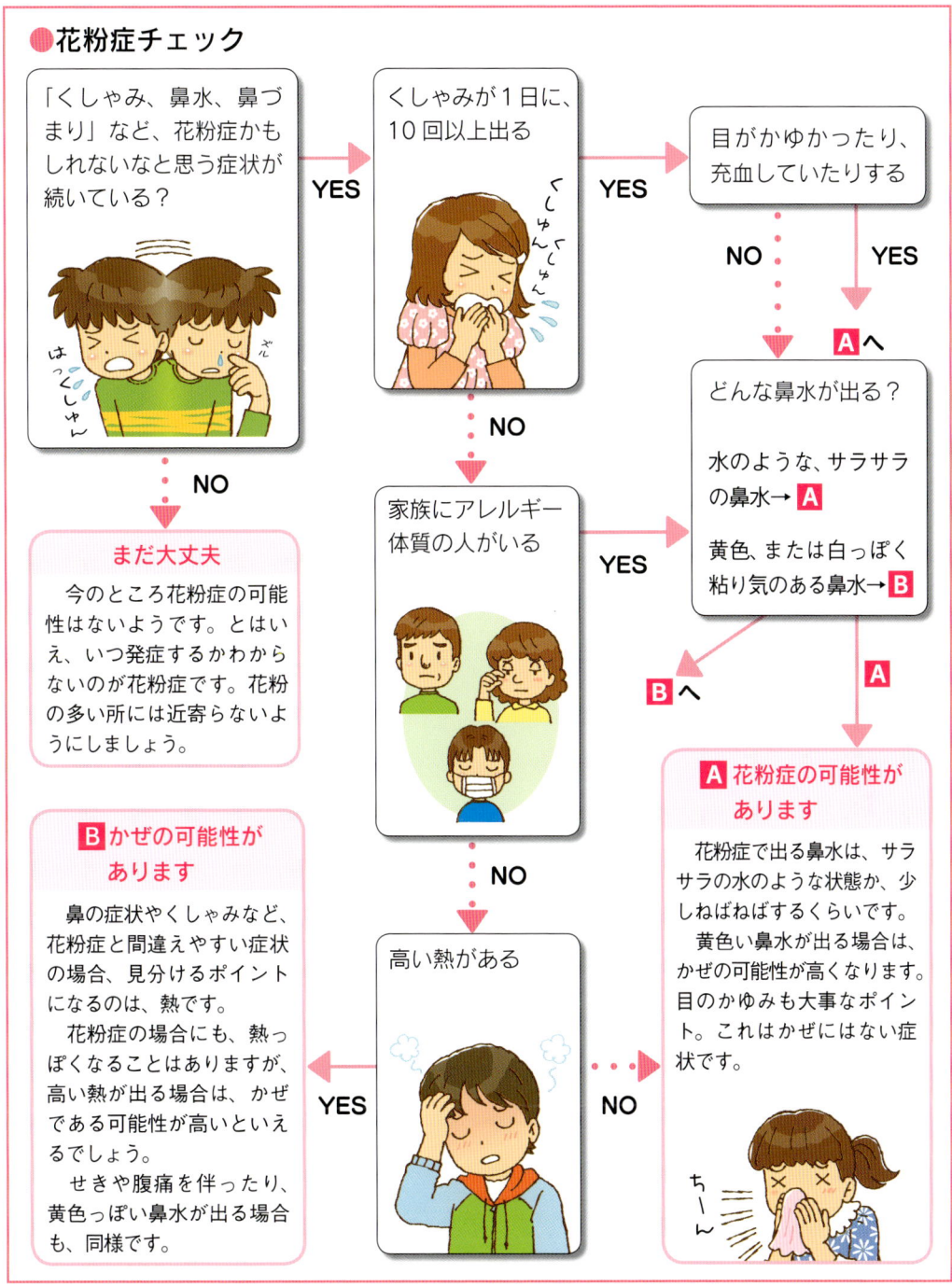

イベントごとの注意点

耳・鼻・のどの健康観察

●運動会での注意点

運動会には声援、音楽、合図などの"音"が付き物です。例えば、ダンスの練習をしているとき、合図が聞こえずに下を向いたまま…、などということがきっかけで、滲出性中耳炎（p.36）のための軽度難聴とわかったことがあります。指示が通りにくい、皆とそろいにくい場合には、何か原因があるはずです。

また、スタートの合図のピストル音による音響外傷による急性難聴（p.94）もあります。耳の保護を考えましょう。

大きな掛け声や声援で嗄声(させい)になる子どもも必ずいます。声のかれやすい子どもは大声や離れたところからの声援は控えるようにしましょう。

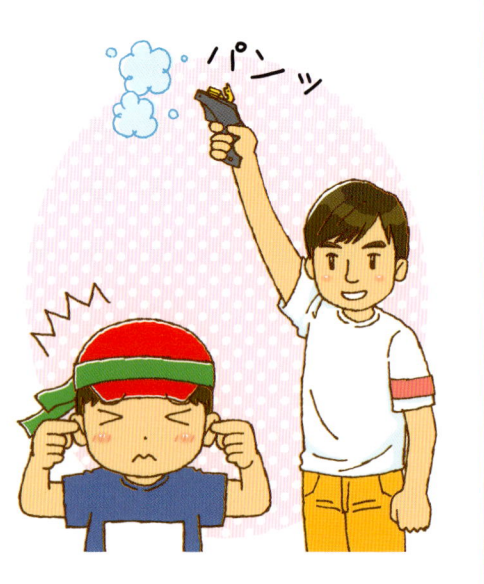

●健康診断の前に

健康診断では、のど、小学校高学年以上では前頸部(けいぶ)の甲状腺の腫れもチェックします。服は、タートルネックなど首の詰まったものは避けましょう。髪は耳にかからないようにまとめ、自宅で取れる耳垢(じこう)は取っておくようにしましょう。

通院治療を受けていたり、経過観察中の疾患があったりする場合は、前もって学校側に連絡をしましょう。

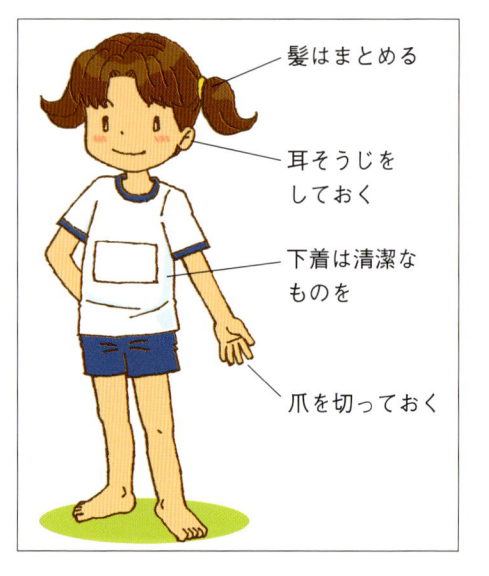

- 髪はまとめる
- 耳そうじをしておく
- 下着は清潔なものを
- 爪を切っておく

●修学旅行・合宿

準備と乗り物酔いなどについて

　乗り物酔い（p.85）は動揺病ともいい、前庭小脳が発達する就学前ごろから生じるようになります。吐き気を起こすことがあるため、エチケット袋を持たせておきましょう。

　乗り物酔いを予防するには、乗り物酔いの原因となる内耳のリンパ液の揺れを少なくするために、できるだけ頭を振ったり揺らしたりしないことです。体調を整え、乗り物に乗る前には市販の酔い止め薬を飲んでおくことも予防になるでしょう。

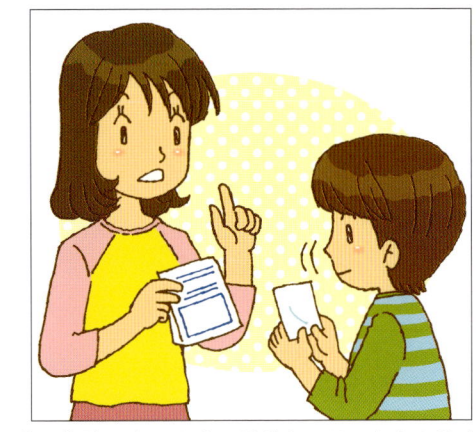

乗り物酔いをしやすい子どもには、あらかじめ飲み慣れた薬を持たせておくとよいでしょう。

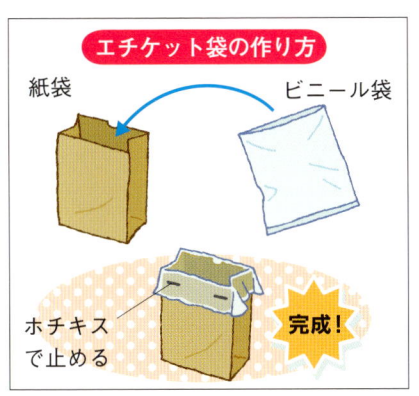

合宿

　修学旅行や合宿では、複数の子どもたちが同室で睡眠をとります。気になるのが、イビキと寝相。小学生は夜尿の心配もあります。睡眠時無呼吸症候群（p.90）はこの３つの症状と深く関わっています。イビキをかく場合には耳鼻咽喉科専門医に相談し、原因を調べ治療を受けた方がいいでしょう。

●体験学習

　保育園や高齢者施設などを訪問する体験学習があります。体験学習をする側の健康な子どもたちとは異なり、訪問先の乳幼児やお年寄りの方は免疫力が低いと考えましょう。インフルエンザの流行時期は訪問者から感染させてしまう可能性がありますので、流行時期や冬期は避けましょう。保育所に行く際には、訪問者が麻疹やおたふくかぜ（p.78）など感染性疾患についてもワクチン済み、あるいは抗体を持っていることが確認できた場合のみにします。訪問先の乳幼児に感染させないために、母子手帳などで確認することも必要です。

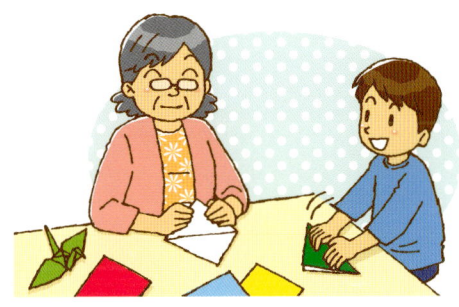
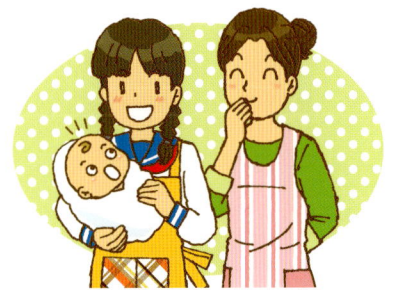

耳・鼻・のどの健康観察

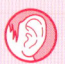 気をつけたい生活習慣

■手洗いのポイント

まず流水で大まかな汚れを取ります。次に石けんで左右の手を図のように洗います。水道の栓は自動水栓や足で操作するなどの手を使わない方法に変えていきましょう。

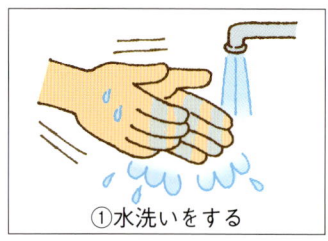
①水洗いをする

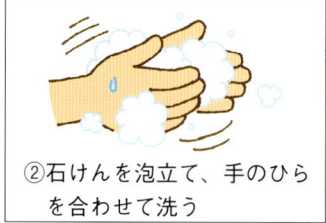
②石けんを泡立て、手のひらを合わせて洗う

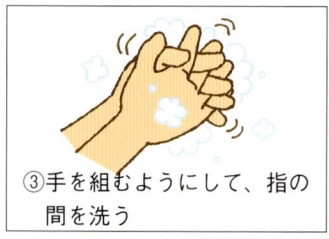
③手を組むようにして、指の間を洗う

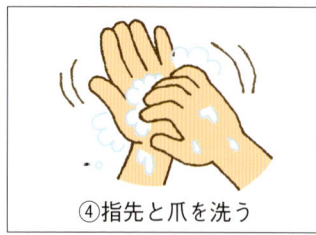
④指先と爪を洗う

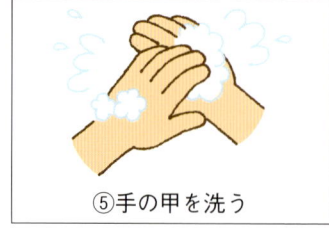
⑤手の甲を洗う

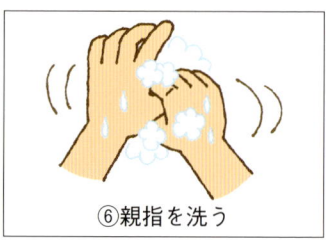
⑥親指を洗う

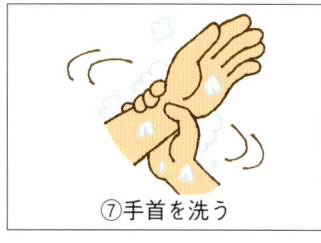
⑦手首を洗う

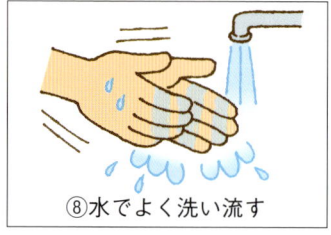
⑧水でよく洗い流す

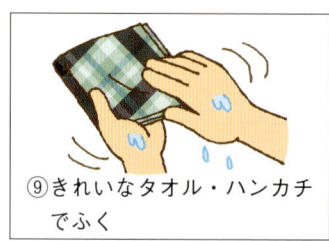
⑨きれいなタオル・ハンカチでふく

■うがいのポイント

外から帰ったときや、食事の後には、うがいや歯磨きを習慣付けましょう。コップや歯ブラシなども自分で洗い、清潔に保つようにしましょう。

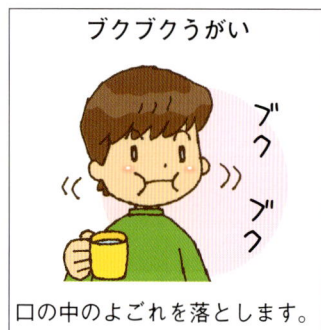
ブクブクうがい
口の中のよごれを落とします。

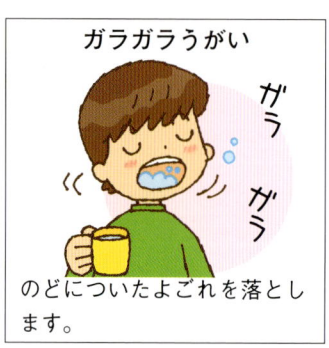
ガラガラうがい
のどについたよごれを落とします。

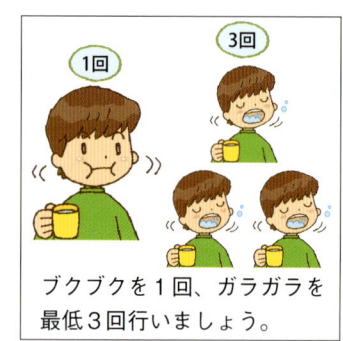
ブクブクを1回、ガラガラを最低3回行いましょう。

■正しい鼻のかみ方

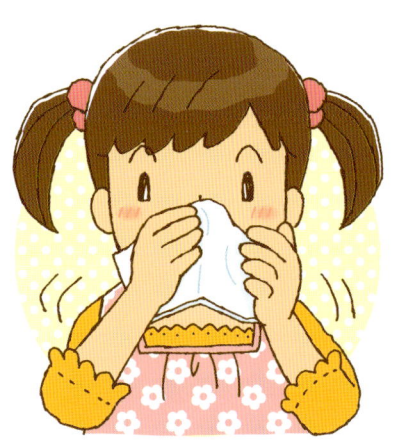

・片方ずつ静かにかみましょう。
・強くかまないようにしましょう。
・1回でかみきれないときは、反対側の鼻をかんでみましょう。
・鼻をかんだ後の手は、何かを触る前に洗いましょう。

■一気に鼻をかもうとすると…？

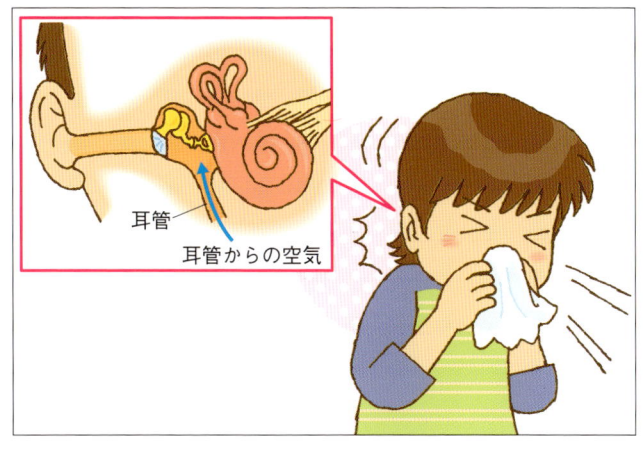

耳管
耳管からの空気

　強く鼻をかもうとすると、耳管を通じて鼻から中耳へと空気が入り耳がボアンと詰まったようになります。
　その際に起こる耳の違和感は、たいていは自然に治まります。しかし、鼻水には病原体がいることが多く、耳管から病原体が入り急性中耳炎（p.34）を起こすことがあります。

■耳そうじのポイント

　耳垢が完全に詰まってしまうと聞こえにも影響します。自宅では2～3週間ごとに耳そうじをするようにしましょう。耳そうじを自分でできるようになる年齢は小学校高学年以上です。それまでは保護者が行うか、耳鼻科に行きましょう。耳鼻科に行く場合は3、4か月に1回程度です（個人によって異なります）。

　耳そうじはやり方次第で、耳垢を奥に押しやってしまうこともあります。乾性耳垢は耳かきでかき出すように、湿性耳垢は綿棒でぬぐい取るようにします。健康診断で耳垢栓塞（p.50）といわれた場合は耳鼻科で取ってもらいましょう。

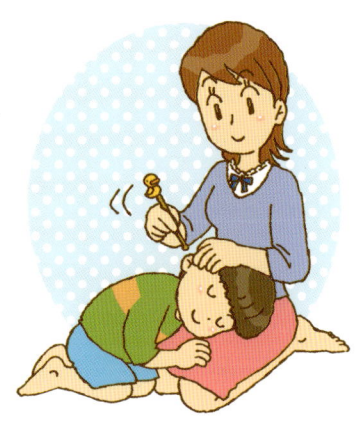

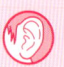 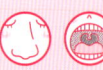

～資料編～

■耳の病気

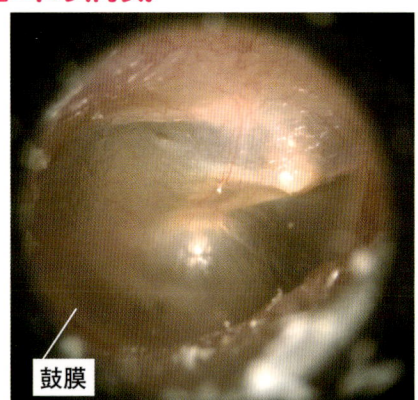

鼓膜

正常な右鼓膜

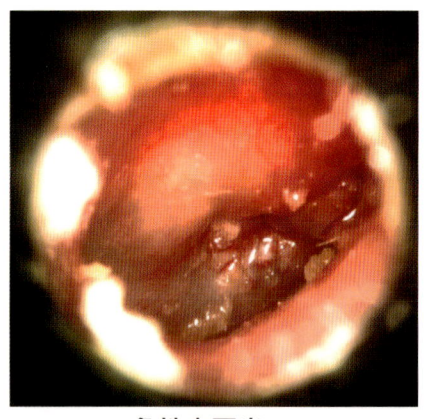

急性中耳炎→p.34

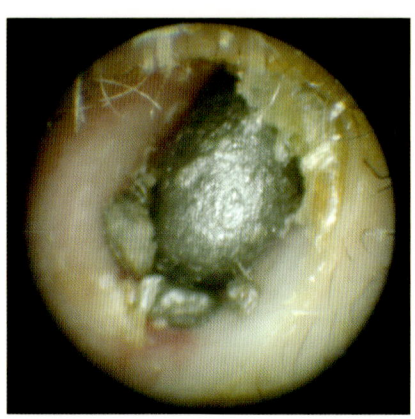

外耳道異物→p.98～100

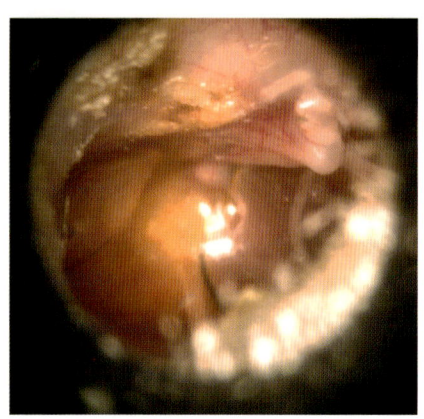

滲出性中耳炎→p.36

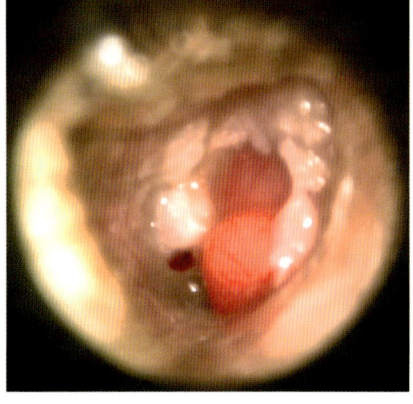

慢性中耳炎→p.38
真珠腫性中耳炎→p.40

　耳を診る場合、まず耳介やその周囲、次に鼓膜を観察します。鼓膜を診るときは内視鏡や顕微鏡を使用します。外耳道の状態、耳漏の有無、鼓膜の状態を観察します。鼓膜は発赤、膨隆（急性中耳炎のときに鼓膜が腫れる）、陥凹（かんおう）（滲出性中耳炎のときに鼓膜が陥凹する）、滲出液の貯留（鼓膜から中耳にたまった液が見える）などを観察します。

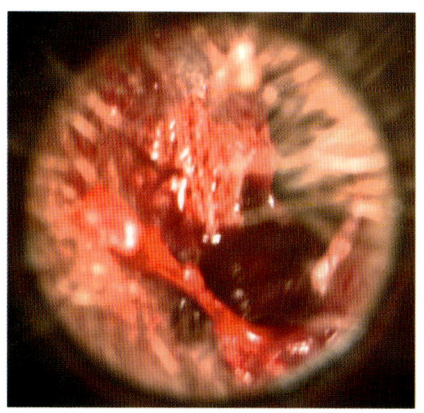

外耳道炎 → p.42

外耳道の出血。外耳道炎は耳鏡や顕微鏡で外耳道の変化と外耳道に付着している耳漏などを診ます。湿疹や引っかいた痕が見られます。

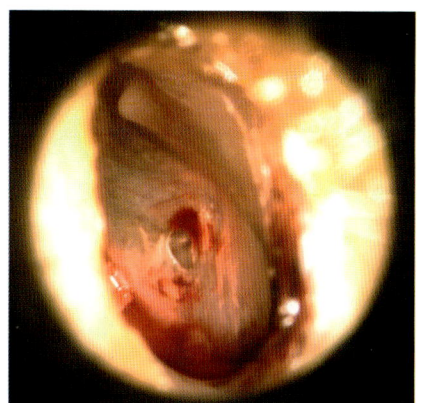

外傷性鼓膜穿孔 → p.44

耳を平手でたたかれて鼓膜が破れるケースが多く、左耳に多く見られます。ボールが耳に当たった圧力で破れることもあります。

■鼻の病気

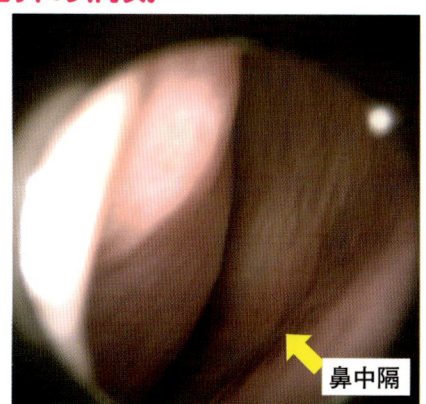

正常な右鼻内

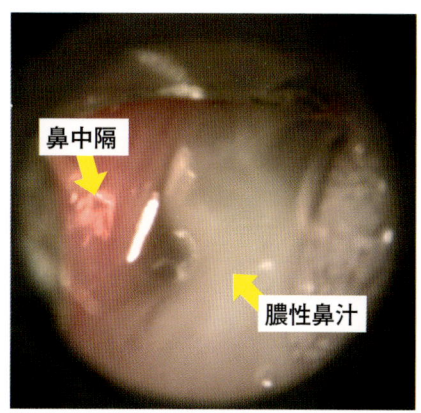

急性鼻副鼻腔炎 → p.56

左鼻内。多量の膿性鼻汁(のうせいびじゅう)が見られます。左側は鼻中隔粘膜です。

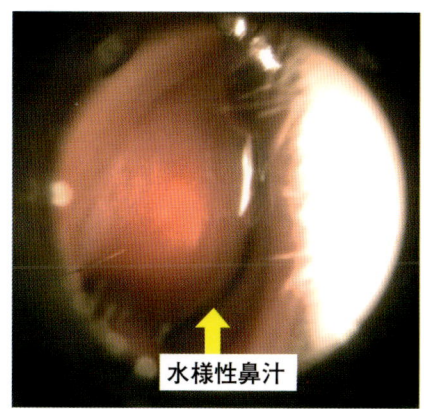

アレルギー性鼻炎（右鼻内） → p.62

鼻疾患は鼻鏡で鼻内を見ることである程度の状況がわかります。正常の鼻内は鼻汁がなく、空気が通っています。鼻汁があるか、どのような鼻汁か、量はどうかを診ていきます。鼻粘膜の色調により一目でアレルギー性鼻炎と診断できることもあります。乳幼児では急性鼻副鼻腔炎で眼脂が出たり、合併症を起こして目の周りが腫れたりすることもあります。

■のどの病気

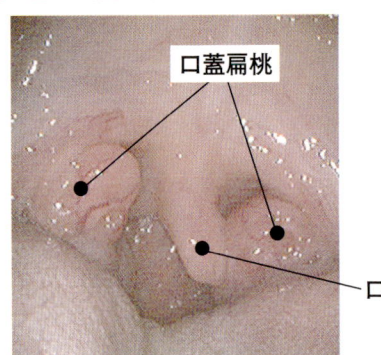

慢性扁桃炎→p.72

　口蓋扁桃は中程度～高度の肥大です。また、口蓋垂が長く、左側の口蓋扁桃に口蓋垂が接しています。このような咽頭はイビキをかきやすい状態です。

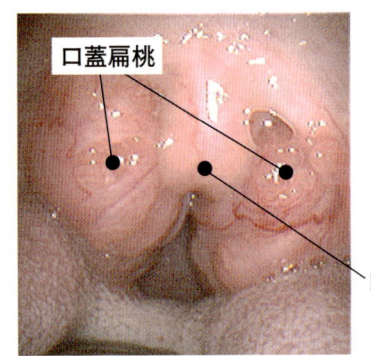

扁桃肥大→p.74

　両側の口蓋扁桃が大きく、左右の口蓋扁桃が合わさるほどで、口蓋垂と接しています。このような扁桃肥大は、睡眠時無呼吸症候群（p.90）を起こしやすく、呼吸や嚥下にも影響します。

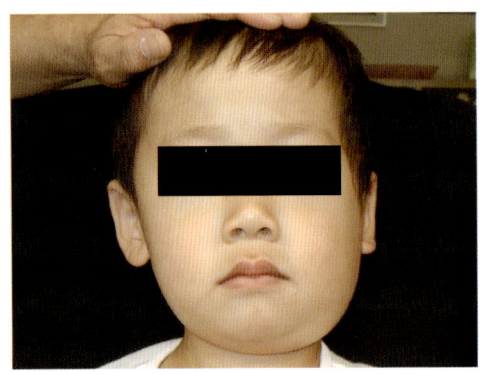

耳下腺炎→p.78

　おたふくかぜ、あるいはムンプスとも呼ばれます。この児童は左側の耳下腺と顎下腺が腫れています。右側の顎下腺も軽度ですが腫れています。

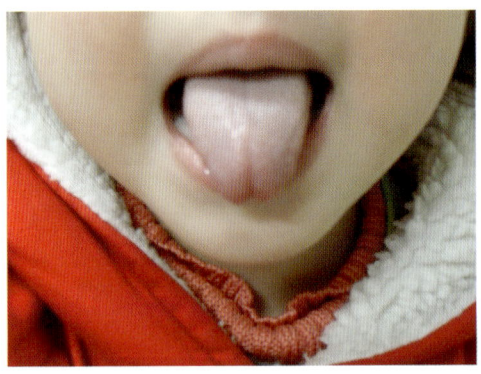

舌小帯短縮症→p.82

　舌を前に突き出そうとしても、舌の裏側にある舌小帯が突っ張って舌の先がうまく外に出せません。強く出そうとすると舌の先がハート型にくぼみます。

第 3 章
耳の病気

急性中耳炎……34

滲出性中耳炎……36

慢性中耳炎（慢性化膿性中耳炎）……38

中耳真珠腫（真珠腫性中耳炎）……40

内耳炎……41

外耳（道）炎……42

外傷性鼓膜穿孔……44

耳介軟骨膜炎……46

耳介血腫……47

耳管の機能異常……48

耳垢栓塞……50

耳性帯状疱疹（ハント症候群）……52

顔面神経麻痺……53

コラム……54

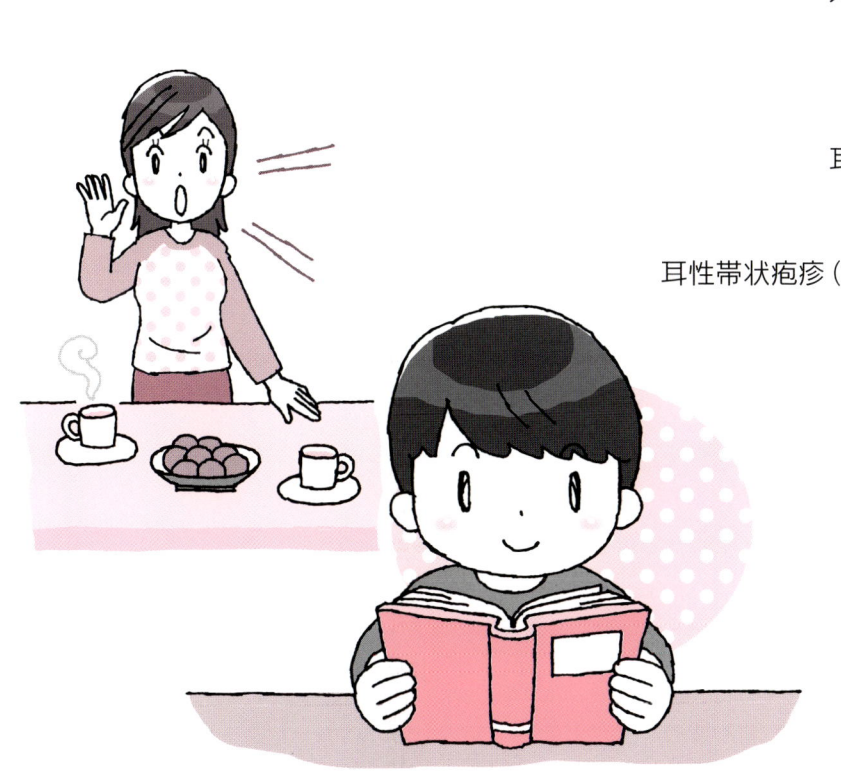

耳の病気1

急性中耳炎

■病気の特徴

急性中耳炎は子ども、特に乳幼児に多い耳の病気で、急に耳が痛くなります。小学生以上であれば、「耳が痛い」あるいは「耳が詰まったようで変だ」と自分で訴えることができます。症状を訴えられない子どもの場合は、耳を手で押さえるしぐさをする、機嫌が悪くなるなど、子どもの様子で察することができます。多くはかぜをひいた後や、強く鼻をかんだことなどがきっかけになり発症します。

もともと中耳はウイルスや細菌がいない無菌の小さな部屋（鼓室）です。そこに鼻から耳管を通じてウイルスや細菌などの病原体が侵入して感染を起こすと、感染によって炎症を起こして膿（うみ）がたまり、鼓膜が赤くなり腫れてしまいます。その結果、耳が痛くなったり、聞こえが悪くなったりします。治療により、10日から2週間程度で治癒します。

■急性中耳炎が起きる仕組み

鼓膜の内側は鼓室という小さな部屋になっており、通常は無菌状態で空気が入っています。中耳というのはこの鼓室を含めた鼓膜の内側の構造のことです。鼓室の空気は鼻から耳管を通じて入ってきます。

空気だけが鼓室に入ってくればいいのですが、かぜをひいて鼻水がたまっているようなときが問題です。鼻からウイルスや細菌などの病原体の混じった空気が耳管を通じて鼓室に入り、ウイルス感染や細菌感染を起こします。感染すると、鼓室の内側の粘膜に炎症反応が起こり、粘膜は赤くなり滲出液（しんしゅつえき）が出ます。細菌感染があると膿になります。外耳道側から、耳鏡で観察すると鼓膜を通して膿がたまっているのが見えます。

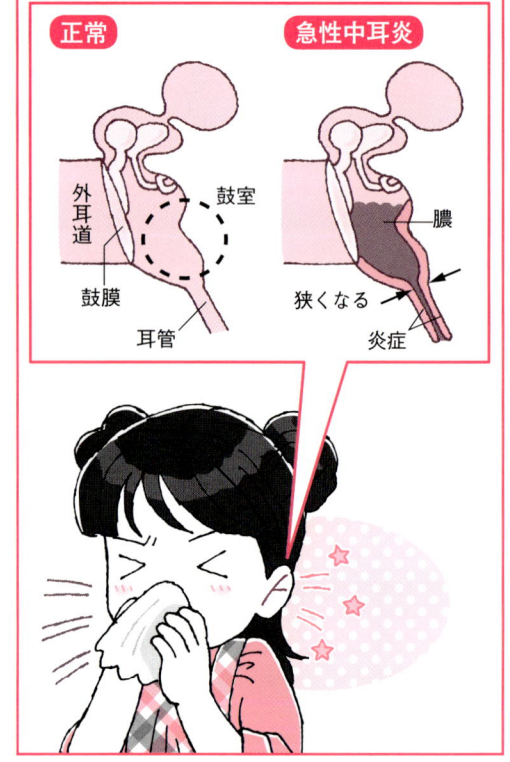

■症状と対応

耳痛 耳痛があれば応急的に耳の周囲を軽く冷やしましょう。耳鼻科を受診した際にはキシロカイン®[1]の点耳を行うことがあります。鼓膜の腫れ方が重症であれば鼓膜切開で膿を出すことで耳痛は改善します。

聞こえが悪い 鼓室に膿などがたまっているために鼓膜の振動が悪くなって起こりますが、中耳炎の改善とともによくなります。

耳閉感 治療とともに改善します。

耳漏[2] 耳漏が出ている場合には外耳道に綿球を当て[3]、耳の外にたれないようにしましょう。

発熱 中耳炎のみでは38.5度以上の高熱を出すことはあまりありません。高熱がある場合はかぜなどでウイルス感染を起こしていたり、中耳炎合併症が起きていたりする可能性があります。

■日常生活の注意点

急性中耳炎は他人に感染することはありませんが、中耳の感染症ですから体育は見学にしましょう。水泳はもちろん見学です。

入浴は基本的には軽く入る程度にして、高熱があるときはやめましょう。入浴の際には外耳道に水が入らないように気をつけます。

治療を受けながら通学している場合、昼食後の抗菌薬の内服薬を忘れないよう持参させましょう。治療が始まると症状は治まりますが、鼓膜の状態がもとに戻る完治という状態になるには日数がかかります。耳鼻咽喉科で完治を確認してもらうようにしましょう。

→症例写真p.30

---

1. キシロカイン®
代表的な局所麻酔薬（痛み止め）。外用薬と注射薬があります。

2. 耳漏
耳だれと呼ぶこともあります。

3. 綿球の当て方
綿球は耳の孔（あな）に入れず、当てるようにします。

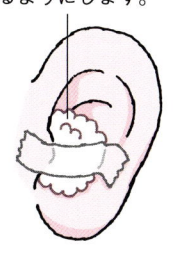

薬局などで市販している1cmくらいの綿球を外耳道に当て、落ちないようにサージカルテープなどで留めておきます。綿球は汚れたら交換します。

チェックポイント

・耳痛や聞こえの悪さなど、QOL（生活の質）は決してよくありません。それらの症状が改善しているかどうかがポイントです。
・急性中耳炎を繰り返す場合や、中耳炎の後、滲出性中耳炎になって長引くことがたまにあります。根気よく治療を続けましょう。
・耳介の後ろが赤く腫れていたら中耳炎合併症が疑われます。耳鼻咽喉科を受診しましょう。

耳の病気2

滲出性中耳炎

■病気の特徴

　滲出性中耳炎は中耳（主に鼓室）に滲出液が貯留することで、聴力が低下します。片耳であれば日常生活上の支障は少ないのですが、両耳とも滲出性中耳炎であれば、聞こえが悪くなり、日常生活にも支障が生じます。

　耳痛などの症状もほとんどないため、子どもが自分から耳の症状を訴えることはほとんどありません。特徴としては、聞こえが悪くボーッとしている、聞いたことと違った返事が戻ってくる、聞き返しが多いなどの症状があり、「いうことが聞けない子だ」と周りから思われていることがあります。また、たまたま耳鼻咽喉科を受診したときや、就学前後の健康診断時に見つかることもあります。

　急性中耳炎の治療が長引いている子どもの中には、実はもともと滲出性中耳炎があった、という場合もあります。幼少時からの罹患（りかん）で、治療のため鼓膜換気チューブを鼓膜に留置している子どももいます。

子どもの難聴の原因となることが多い滲出性中耳炎

　滲出性中耳炎は乳幼児期から小児期に生じる、伝音難聴（p.94）の原因として最も多いものです。鼓膜の内側（中耳）に滲出液がたまり、鼓膜の振動が悪くなるため、聞こえが悪くなってしまいます。突然聞こえが悪くなると、周囲が難聴に気がつきやすいのですが、滲出液は一度にたまるわけではなく、少しずつたまっていきますので、本人も周囲の家族も気がつきにくいのです。

■滲出性中耳炎が起きる仕組み

　鼓室と鼻咽腔は耳管という管でつながっており、通常はここから鼓室に空気が入ってきます。しかし、耳管が詰まって耳管から空気が入ってこなくなるとどうなるでしょう？　鼓室から空気が抜けた状態となり、鼓室は陰圧（通常の気圧より低い状態）となってしまいます。すると、鼓膜は内側に引っ張られたようになります。この状態を「鼓膜が陥凹（かんおう）した」と表現します。また、鼓室の内側を覆っている粘膜からは滲出液がにじみ出てきます。滲出液がたまると、貯留液といいます。このような病態を滲出性中耳炎といいます。

■症状と対応

聞こえが悪い　滲出液がたまった状態です。両耳であれば鼓膜切開などで、滲出液を取ってもらいます。

耳閉感　大人がエレベータに乗ったときに感じるのと同じ耳が詰まった感覚を耳閉感といいます。その際には唾を飲み込んだりあくびをしたりして解消しようとします（自己通気）[1]。

鼻づまり・鼻汁　耳管が詰まる原因にはアレルギー性鼻炎（p.62）や鼻副鼻腔炎（p.56～59）などの鼻の病気があります。耳鼻咽喉科で治療を受けるように勧めましょう。

アデノイドの肥大による耳管狭窄　通院で改善しない場合はアデノイドの手術を行います。

■日常生活の注意点

　もとになる原因が何かにより対応が多少異なってきます。鼻が悪いとき、鼻汁が出ているときは水泳の授業は見学しましょう。治療で鼓膜換気チューブを留置している場合は、主治医の先生に相談しましょう。耳栓とスイミングキャップの着用で、「深く潜らなければ大丈夫」といわれることが多いと思います。

　聞こえが悪いため、こちらのいったことが聞こえておらず、通じていないことがあります。滲出性中耳炎のためですから、叱らずに、少し大きめの声で顔を見て話す、大事なことはメモに書いて渡すなどしましょう。

　長引く場合は数年以上かかることもあります。温かく見守ってあげましょう。

→症例写真p.30

1．自己通気

自分で空気を鼻から耳に送る方法を自己通気といい、風船を鼻で膨らませる、鼻をつまんで唾を飲む動作をするなどの方法がありますが、こつが必要です。耳鼻咽喉科では、鼻から耳管カテーテルという管を使って、空気を耳に送る通気療法という治療法があります。

チェックポイント

- 気づきにくい病気で、たまたま鼓膜を診て「滲出性中耳炎がありますね」というと保護者はびっくりすることがあります。聞こえが悪そう、と思ったら、耳鼻咽喉科を受診しましょう。
- 耳をよく触る、頭を左右に振る、鼻をすする、などは滲出性中耳炎によくあるしぐさです。診断がついた後で、「そういえばそのようなことがあった」と話す保護者もいます。「"癖"だと思っていた」そうです。

耳の病気3

慢性中耳炎（慢性化膿性中耳炎）

■病気の特徴

　慢性中耳炎には慢性中耳炎と中耳真珠腫とがありますが、ここでは前者について説明します。

　慢性中耳炎では、耳痛を伴わずに中耳に生じた耳漏が鼓膜の孔から外耳道に出てきます。これは中耳に細菌感染が起こったということです。

　本来であれば、鼓膜があることで外耳道からの病原体の侵入を防ぐことができるのですが、慢性中耳炎では鼓膜に孔が開いているために、中耳がいつも感染の機会にさらされているのです。

　鼓膜に開いた孔は大きくなければ自然に閉じますが、閉じない場合もあります。例えば急性中耳炎の治療が十分にできず、破れた鼓膜がそのままになっている状態、という場合などです。

　しかし、十分な治療をしていても孔が残ってしまうこともあります。例えば、滲出性中耳炎の治療のために留置した鼓膜換気チューブを取った後に鼓膜の孔がふさがらないままである場合。さらに、まれですが人に耳をたたかれて鼓膜に孔が開いてしまった場合などです。

　慢性中耳炎が何年も続いていると聞こえが悪くなることがあるため適切な治療が必要です。

■慢性中耳炎が起きる仕組み

　急性中耳炎は鼻咽腔から耳管を通って病原体が侵入することが原因となりますが、慢性中耳炎では、耳管を通って侵入する病原体のほかに、鼓膜の孔から病原体が侵入して中耳に感染を起こす、という、ふた通りの感染経路があります。

　鼓膜に孔が開いていることで常に中耳は外気にさらされています。中耳粘膜はわずかの刺激で炎症を起こし、感染しやすい状態です。その結果、膿が生じ、鼓膜の孔から外耳道に耳漏が出てきます。

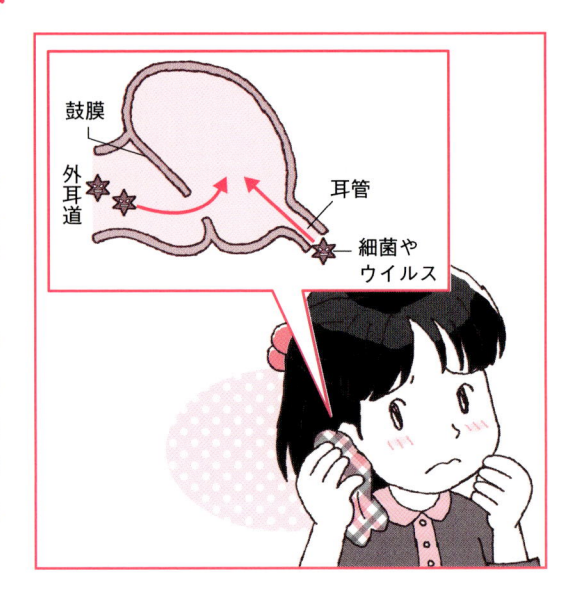

■症状と対応

聞こえが悪い　孔の大きさにもよりますが、鼓膜に孔が開いていることで鼓膜の振動が悪くなります。慢性中耳炎が片側だけで、もう一方の耳が正常の場合は、聞こえのよい方の耳から話し声が入るように座る位置などを工夫しましょう。

耳漏　外耳道から外にたれてこないように、綿球を外耳道に当てておきます。当てる綿球は1個だけにし、汚れた綿球は交換します。

■日常生活の注意点

　耳漏が出ている間は水泳の授業は見学にしましょう。炎症が治まり耳漏がない場合は、耳栓とスイミングキャップを着用することで泳げる場合もあります。主治医に相談しましょう。

　慢性中耳炎側の耳の聞こえが悪いため、話が通じていないことがあります。聞こえる側から話しかけましょう。両耳とも慢性中耳炎で聞こえが悪い場合は聴力を補聴器で補うこともできます。

　治療は鼓室形成術、あるいは鼓膜形成術が必要になってきます。耳の状態から適切な時期を選び手術を受けることになります。

→症例写真p.30

チェックポイント

- 耳漏は、かぜや、お風呂で耳に水が入ったなどのことが原因となって出ます。鼻漏が出ているときなども慢性中耳炎の悪化につながります。耳漏が出ているときはうっとうしいはずです。気をつけてあげましょう。

学校での対応

- 慢性中耳炎になるのは、幼少時から中耳炎の治療を続けている方の場合がほとんどです。通院のため学校に遅刻することなどもあるかもしれませんが、我慢強く治療を続けていることを褒めてあげましょう。

耳の病気4

中耳真珠腫（真珠腫性中耳炎）

■病気の特徴

　中耳は粘膜で覆われており、通常、上皮（皮膚の上の層）はありません。ただし、胎生期に吸収されずに残った上皮があり、その上皮が増殖すると、丸い真珠の玉のように見える真珠腫と呼ばれるものができます。これが中耳真珠腫です。

　子どものうちに発見される中耳真珠腫は、生まれたときから中耳に小さい真珠腫があり、成長とともに大きくなった先天性真珠腫と考えられます。

　生まれたときは小さいので気づかれず、真珠腫が少しずつ大きくなり、周りにある中耳の構造物（耳小骨や鼓膜など）に接したり、破壊したりするようになると、症状が出てくるので発見につながります。

　例えば、鼓膜に接するように真珠腫が成長した場合、鼓膜を通して白い真珠腫が見えます。耳小骨を圧迫したり破壊したりすると難聴となります。また鼓膜を破って外耳道に白い耳垢（じこう）のようなものが出てきて気がつくこともあります。まれに慢性化膿性中耳炎や滲出性中耳炎の後遺症としてできることもあります。

■症状と対応

　真珠腫ができた方の耳に難聴が生じます。真珠腫の成長方向によっては顔面神経麻痺（まひ）やめまいなども生じます。症状は少しずつ進むので子ども自身が気がつくことはほとんどありません。

　真珠腫が鼓膜の方向に成長し、鼓膜が破れた場合は耳漏が出ます。細菌感染を起こすと「悪臭を伴う耳漏」が出て、その中に白い皮のような耳垢（落屑上皮（らくせつじょうひ）p.51脚注）が混じることがあります。

　中耳真珠腫は診断がつけばなるべく早く手術することを勧めます。中耳真珠腫が進行すると、聴力が低下したり、顔面神経麻痺などが起こったりする危険があるためです。

→症例写真p.30

チェックポイント

- 中耳真珠腫は何度も手術を受けることがあります。手術や術後の処置のため、学校をお休みすることがあります。聞こえも悪いことがありますので、悪い方から話しかけずに、よい耳の方から話しかけましょう。
  学校での対応
- 学校での健康診断の聴力検査が発見のきっかけになることが多くあります。特に片耳の伝音難聴は精密検査を受けるように勧めましょう。

耳の病気5

内耳炎

■病気の特徴

　内耳は中耳の奥にあります。内耳炎には慢性中耳炎から波及する場合と、髄膜炎（p.61脚注）から波及する場合があります。

　慢性中耳炎から発症する場合は、中耳真珠腫の可能性が大きいです。

　髄膜炎から生じた内耳炎は高度難聴や聾となる可能性が高いです。髄膜炎による両側高度難聴、流行性耳下腺炎（p.78）による高度難聴も内耳炎が原因と考えられます。髄膜炎による高度難聴は治りにくく、ほとんどが後遺症として残ってしまいます。流行性耳下腺炎による高度難聴は片耳のみがほとんどですが、たまに両耳に高度難聴を起こすことがあります。

　内耳炎は前庭症状（めまい）も起こしますが、めまいは徐々に改善します。

　まれですが、内耳の構造上、中耳炎から内耳炎、髄膜炎へと感染しやすい内耳奇形の場合があります。内耳奇形がある場合はもともと難聴がある場合が多いです。

■症状と対応

　内耳の機能は、蝸牛の機能（聴力）と前庭機能（平衡感覚）です。

　内耳炎が起こると、蝸牛症状では高度の難聴と耳鳴り、前庭症状ではめまい、平衡障害（まっすぐ歩けない、ふらつくなど）、悪心（吐き気）、嘔吐などがあり、まれに眼振（眼球が動く）が見られることもあります。頭痛を伴うことが多いのですが、耳自体の痛みはあまりありません。また、髄膜炎が生じている場合は熱も高くなります。

　内耳の機能が障害された場合は耳の病気も重症と考えられます。なるべく早めに耳鼻咽喉科を受診するように勧めましょう。

チェックポイント

・流行性耳下腺炎によって高度難聴が生じることは意外と知られていません。片耳だけの場合が多いのですが、小学校低学年で両耳が高度難聴になると、今まで覚えていた言葉も忘れてしまい話せなくなります。対策は予防接種しかありません。

　学校での対応

・慢性中耳炎で通院している場合は、担当医からも「このような場合は早く来てね」と説明を受けているはずです。学校で突然症状が現れた場合は保護者に連絡を取り、小児科、耳鼻咽喉科受診を勧めましょう。

耳の病気6

外耳（道）炎

■病気の特徴

　外耳道は耳の入り口から鼓膜までの孔で、7歳児では2.5cm程度、大人では約3.5cmあります。外耳道を2つに分けると、入口に近い方の3分の1は軟骨部といい、毛嚢や皮脂腺、耳垢腺がある皮膚と同じ構造を持っています。鼓膜に近い方の内側3分の2は骨部といい、皮脂腺や毛嚢はありません。

　外耳道炎は細菌や真菌などの病原体の感染によって起こります。細菌感染はもともと皮膚に常在する黄色ブドウ球菌によるものがほとんどで、外耳道が湿った感じになり、耳痛、灼熱感、かゆみなどが起こります。真菌[1]の感染は主にカンジダやアスペルギルスによるもので、上記に加えてひどい耳のかゆみがあります。

■外耳炎が起きる仕組み

　耳癤（耳のおでき）のような急性限局性外耳炎は、主として軟骨部外耳道の皮脂腺や毛嚢腺が細菌感染をして起こります。また、アトピー性皮膚炎や、爪で引っかいたり、耳かきでできたりした傷に感染を起こすこともあります。

　骨部外耳道に生じる外耳炎は中耳炎の耳漏が原因となるほか、耳かきの刺激、化学薬品の刺激などによって起こります。

　真菌の感染は夏気に発症しやすいといえます。外耳道が湿潤し、体温で温かいことが真菌にとっては最適な環境となるためです。

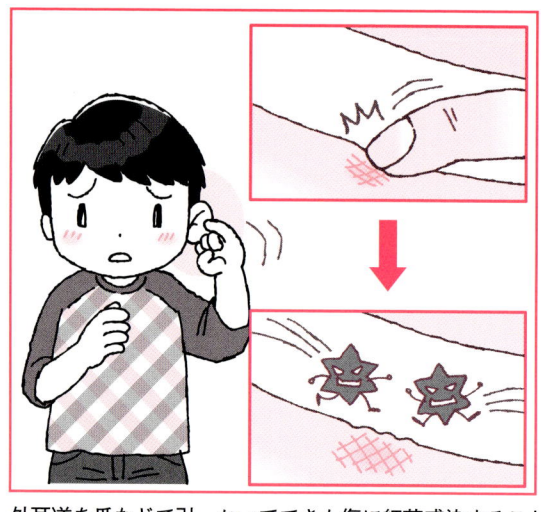

外耳道を爪などで引っかいてできた傷に細菌感染することもあるため、指を外耳道に入れるのはやめさせましょう。

■症状と対応

耳がとてもかゆい、耳漏が出る、灼熱感（耳がジンジンと熱く感じる）、耳痛、耳閉感などがあります。外耳道が腫れ、滲出液がたまると、聞こえも悪くなります。

灼熱感　冷たくしたタオルなどで冷やしましょう。

耳漏　耳漏が出ている場合には外耳道に綿球を当て、耳漏が耳の外にたれないようにしましょう。

対応▶

いずれにしても応急手当をして、耳鼻咽喉科の受診を勧めましょう。

■日常生活の注意点

日常生活に問題はありませんが、水泳がある場合は見学しましょう。

治療の主体は、耳鼻咽喉科での耳処置となり、外耳道の清掃を行う、軟膏を塗布し、点耳薬を使うなどです。病院から処方された点耳薬は学校でも点耳が必要な場合があります。

耳を爪などでかかないこと、耳かきは綿棒などで入口付近をぬぐう程度にしましょう。左右の耳で綿棒は替えましょう。アトピー性皮膚炎がある場合は皮膚科でもよく相談しましょう。

→症例写真p.31

1．真菌
真菌はカビの仲間で、水虫などの原因にもなります。

耳の病気

チェックポイント

・耳癤があると、耳介に何かが触れるだけで痛く、服の着替えにも困るほどです。この点で急性中耳炎の痛みとは異なります。
・真菌症のかゆみは尋常ではないほどかゆいものです。治療すれば完治しますが、中途半端だとまた真菌が増殖します。指示通りに通院しましょう。

耳の病気7

外傷性鼓膜穿孔

■病気の特徴

　鼓膜は、長径が9mm、短径が8.5mm（成人の場合）で、厚さはわずか0.1mm程度の薄い楕円形の膜です。周囲は外耳道にしっかりとくっついています。中心部は槌骨（耳小骨のひとつ）の柄の部分にくっついているため、少しくぼんでいます。この鼓膜が破れて鼓膜に孔が開いた状態が鼓膜穿孔です。

　急性中耳炎の治療として行う鼓膜切開は、鼓膜に1〜2mmの小さな孔を開ける小手術で、2、3日で鼓膜の孔は閉じます。しかし、まれに鼓膜切開の後に鼓膜に大きな孔が開いて、半年以上経過しても閉じない場合があります。この場合は、鼓膜形成術手術（鼓膜の孔を閉じる手術）が必要になります。

■外傷性鼓膜穿孔が起きる仕組み

　鼓膜が破れる原因には、直接鼓膜に何かが当たって破れる場合、外耳道気圧の急激な上昇によって破れる場合、頭部外傷で側頭骨骨折に伴って破れる場合、の3通りがあります。

　このうち、鼓膜が直接破れるのは、耳かきをしているときに誤って耳かき棒や綿棒が奥に入ってしまう、というケースが最も多いです。外耳道気圧の急激な変化は、平手で耳をたたかれた場合が最も多く、次いで、ボールが耳に当たった場合などです。

　子どもの場合は耳かきや、人にたたかれて鼓膜に孔が開いた例が多く、まれに理科の実験、家庭での爆発なども原因となります。

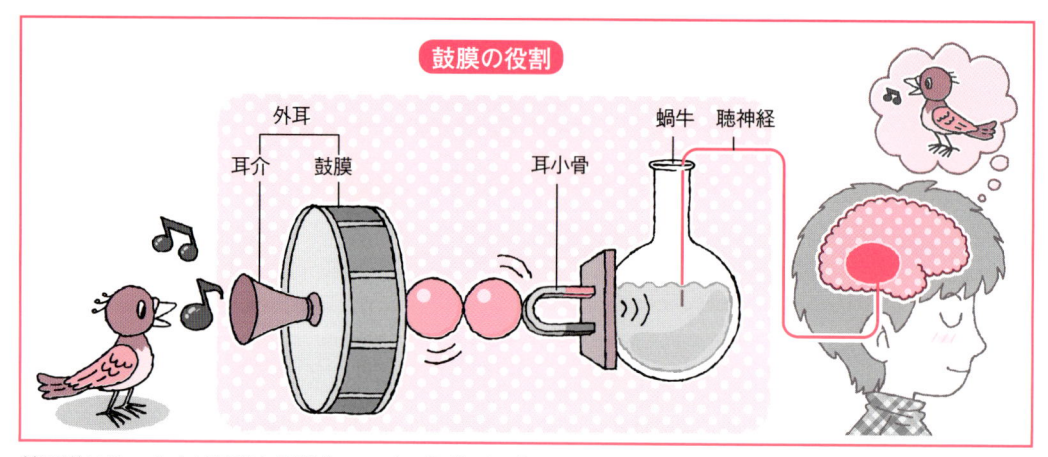

鼓膜の役割

外耳道に入った音が鼓膜を振動させ、その振動が耳小骨を通り、蝸牛を経て聴神経から大脳に伝わります。鼓膜に孔があると、鼓膜が振動しにくくなり、聞こえが悪くなります。

■**症状と対応**

　鼓膜が破れた瞬間は耳痛が激しいのですが、耳がボーッとする、聞こえが悪い、などの症状に気づくのはその後です。外傷が鼓膜を破り耳小骨に当たって、内耳にも影響することがあり、その場合はめまいも起こります。出血もときどきあります。頭部外傷などで意識障害がある場合には、当然ですが耳の症状を訴えられません。

　鼓膜の孔が大きいときは、耳鼻咽喉科では鼓膜をふさぐような処置をします。耳小骨に影響が出た場合には鼓室形成術（耳小骨の位置をもとに戻す、鼓膜をはる）を行います。

鼓膜穿孔がある場合の耳痛　キシロカイン®の点耳は禁忌です。鼓膜に孔が開いているので、鼓室にキシロカインが入ってしまい、めまいが起こるからです。耳痛は何日も長くは続きません。冷やしたタオルを当てましょう。

■**日常生活の注意点**

　耳かきをする場合は、周囲に誰もいないことを確かめましょう。親が子どもの耳かきをしている最中に、兄弟がぶつかってきて奥に入ってしまった、というケースが多いです。取りにくい耳垢は耳鼻咽喉科で取ってもらいましょう。

　耳のあたりをたたくと鼓膜穿孔を起こすことが多く危険です。

　感染を起こさなければある程度の大きさの鼓膜穿孔は自然にふさがることが多いです。水が入らないよう、入浴時は綿球を外耳道に当てておくといいでしょう。もちろん水泳は禁止です。

→症例写真p.31

チェックポイント

・めまいやふらつきがある場合、内耳への影響が考えられます。手術が必要なことがあります。
・「耳に細い棒などを入れてはいけない」ということを、普段からしつけておきましょう。

耳の病気8

耳介軟骨膜炎

■病気の特徴
　耳介（p.8）は触ると中に軟らかい芯が入っているような感じがします。それは耳介の中に軟骨が入っているからです。軟骨には年齢とともに硬くなる線維性軟骨というものもありますが、耳介軟骨は何歳になっても軟らかい弾性軟骨です。軟骨の表面は軟骨膜に覆われています。

　耳介は外気にさらされたり、こすりつけられたりすることで物理的な刺激を受けやすい場所です。例えば、ピアスの孔を開けるときに軟骨に傷がついたり、凍傷、やけどなどで、軟骨膜に炎症や細菌感染が起こったりすると、熱感が生じ、とても痛くなります。このような状態を耳介軟骨膜炎といいます。また、感染のために膿がたまり、膿瘍（のうよう）（膿の塊）を形成することもあります。その場合は切開・排膿をします。

　耳介は治療上、圧迫をしにくい場所であるため、治った後には癒着が起こったり耳介の形が変わったりすることがあります。

■症状と対応
熱感　冷たいタオルで冷やす程度にします。冷やしすぎると、凍傷を起こしやすくなるので注意しましょう。
痛み　痛み止めを内服します。
膿瘍　強く押すなどはせずに耳鼻咽喉科を受診しましょう。
対応
　完治には1か月以上かかることが多いです。きちんと治療を受けましょう。

チェックポイント
- 耳介をこすりつけたり、冷やしすぎたりすることはやめましょう。外気が冷たいときは耳カバーを当てましょう。
- 大人でもピアスの孔を開ける場合は医療機関に頼みましょう。その後に不潔な手で触らないようにしましょう。

耳の病気9

耳介血腫

■病気の特徴

耳介軟骨の表面は軟骨膜に覆われていますが、その膜はとても出血しやすいのです。出血の原因は耳介が何かに強くぶつかる、という物理的な刺激です。柔道や相撲などの競技で多く起こります。圧迫をするのは難しい場所なので、いったん出血すると、軟骨膜と軟骨の間、あるいは軟骨膜と耳介皮膚組織の間に血液がたまってしまいます。この状態を耳介血腫といいます。進行するとその範囲が広がり、耳介がパンパンに腫れ上がることもあります。

一度耳介血腫になると、再び血腫が生じやすくなり、治った後は耳介が変形する、という後遺症が残ります。血腫を何度も繰り返しているうちに耳介の変形は強くなります。変形が起こった耳介のことを、力士耳といいます。

■症状と対応

痛み 耳介が急に腫れ、痛みを伴います。
血腫 触れるとぶよぶよしています。強く押すと、血腫の部分が広がるので、触らないで耳鼻咽喉科を受診しましょう。
対応
きっかけとなる原因が続く限り、血腫は繰り返しやすく、耳介変形も強くなります。

チェックポイント

・治療では様々な工夫をして耳介血腫の圧迫をします。ガーゼなどで耳介を覆いますが、周りの子からからかわれないように気を配ってあげましょう。
・重症心身障害児には、安定した体位が決まっている場合があります。耳介を枕に押しつける癖のある子は血腫を繰り返すことが多いです。
学校での対応
・耳介を強くこすりつけると耳介血腫が起こりやすくなります。体育や部活などでその可能性があるときは保護者に一言話しておいた方がいいでしょう。

耳の病気10

耳管の機能異常

■病気の特徴

　鼻の奥と中耳（鼓室）をつなぐ耳管には、3つの役割（換気、排泄、防御）があります。換気は鼻から中耳に空気を送る役目、排泄は中耳から鼻へ中耳貯留液などを排出する役目、防御は鼻からウイルスや細菌などの病原菌が入ってこないようにする役目です。

　耳管は軟骨部分と筋肉部分とから成り、通常は嚥下やあくびなどの動作の際に耳管が開き、中耳圧と外気圧が同じになるようにしています。この機能がうまく働かなくなることを、耳管機能異常症あるいは耳管機能不全症といいます。

　その原因として多いのは、耳管が狭くなり開きにくくなることで起こる耳管狭窄症です。まれに、耳管の緊張がなくなり耳管が開いたままになっている耳管開放症もあります。

　症状は耳閉感、自声強調が共通です。前者は滲出性中耳炎が起こりやすく、後者には自分の呼吸音（鼻呼吸音）が耳に響く、体重減少、体調不良などがあります。

■耳管機能異常症が起きる仕組み

　耳管狭窄症の原因として小児期に多いのは、耳管の鼻咽腔側にあるアデノイド（p.74）が肥大して耳管開口部がふさがれている場合です。ほかにも、鼻汁で耳管開口部がふさがれている場合、鼻副鼻腔炎（p.56）で粘膜が腫れ、耳管の内腔が狭くなっている場合などがあります。成人では上咽頭の腫瘍で耳管開口部がふさがれている場合もあります。

　耳管開放症は耳管を形成する筋肉や、周囲の脂肪組織の影響を受けます。筋肉の力が弱く閉じられない場合、脂肪組織が少なく耳管が閉じようとしても内腔に隙間が開いてしまうことなどがあります。急激にやせた場合などに起こります。

■症状と対応

耳閉感　耳がふさがれたような感じです。エレベーターに乗ったときなど、外気圧と中耳圧の平衡がとれないときに起こります。唾を飲む、あくびをするなどの動作で改善するのは狭窄症です。

自声強調　自分の声が耳に響きます。

滲出性中耳炎　中耳粘膜から滲出液がにじみ出てきます。鼓膜の動きが悪くなって、聞こえも悪くなります。2、3か月以上続くときは鼓膜切開、繰り返すときは鼓膜換気チューブを鼓膜に留置します。

鼻呼吸音が耳に響く　呼気のたびに耳管を通して空気が鼓室に入ることを陽圧といい、吸気で空気が抜けることを陰圧といいますが、耳管開放症では、陽圧、陰圧が交互に来て、鼓膜が動きボコベコなどという音がします。前かがみになったり横に寝たりすると改善しますが、症状が長く続くときは耳管を狭くする工夫を行います。

鼻すすり　耳管開放症の症状改善のために無意識的に行っていることがあります。

■日常生活の注意点

かぜの予防：かぜをひくと鼻副鼻腔炎や粘膜の腫れなどで耳管狭窄を起こします。アデノイドもリンパ組織のため、感染によってより肥大し、症状が強くなってしまいます。手洗いや外出後のうがいなどを習慣付けましょう。

鼻すすり：鼻すすりが習慣になっているときは鼻疾患のためなのか、耳管開放症のためなのかどうかを診てもらいましょう。

口呼吸・イビキ：いつも口を開いて呼吸をしている場合、アデノイドの可能性があります。

急激なやせ、ダイエット：体全体の脂肪組織が減少すると、耳管の周囲の脂肪組織も減少し耳管開放症の症状が出ます。体重の変化に注意し、思春期のダイエット、神経性食欲不振症（拒食症）にも気をつけましょう。

睡眠不足：体調不良のときにも耳管開放症の症状が出る場合があります。

手洗い・うがい
→p.28参照

耳の病気

チェックポイント

- 「耳が変だ」「詰まったようだ」と表現することが多いようです。鼻が出ていないのに鼻すすりをする場合も要注意です。
- 鼻やのどに耳管機能異常の原因が見つかることがあります。治りやすいことも治療に時間がかかることもあります。

耳垢栓塞

耳の病気11

■病気の特徴

　耳垢栓塞とは外耳道（耳の孔）に耳垢が多量にたまり、耳に栓をしたような状態になってしまうことです。実際に耳栓をした状態と同じように、耳垢栓塞では耳に音が入りにくくなります。少しの隙間があれば音波が鼓膜に届いて、音が聞こえるのですが、びっしり詰まってしまうと音が入っていきません。さらに水が入ってしまうと、耳垢は水分を吸ってふやけ、外耳道いっぱいに膨張してしまいます。

　急に音が聞こえなくなった、と耳鼻咽喉科を受診する場合、しばしば耳垢栓塞の方がいます。

■耳垢栓塞が起きる仕組み

　耳の入り口から鼓膜までを外耳道といい、成人では 3.5cm 程度の長さです。その外側3分の1を軟骨部といい、毛囊、皮脂腺や耳垢腺があります。外耳道の内側3分の2には耳垢腺はありません。したがって耳垢ができるのは外耳道の外側3分の1です。

　耳垢は誰もがたまります。乾性耳垢[1]であれば自然に排出されることがありますが、湿性耳垢[1]は外耳道に付着したままになることが多く、次第に固まってしまいます。

　耳垢を取ろうとして綿棒で逆に外耳道の奥に押し込んでしまうこともあります。また、完全にふさぐほどではなかった耳垢が、お風呂や水泳のときに入った水で膨らんで完全に外耳道が詰まってしまうこともあります。

耳垢とは

　皮膚の表面はどの場所でも常に代謝をして新しい皮膚がつくられています。外耳道の上皮も垢となり、落屑上皮[2]が常に出てきます。それらに、耳垢腺から出た分泌物や、外耳道の毛、ほこりなどが混じったものが耳垢です。耳垢の性質は湿性と乾性があります。日本人は、乾性が多いのですが、それらの性質は遺伝子で決まっており、湿性耳垢の方が優性遺伝をします。

■症状と対応

聞こえが悪くなる（難聴） ある日突然、聞こえが悪くなった、と感じます。わずかな隙間があれば聞こえるのですが、完全にふさがってしまうと音が耳に入りません。軽度から中等度の伝音難聴になります（p.94）。

耳がふさがった感じ（耳閉感）や異物感 子どもが自分で耳閉感を訴えることはほとんどありません。訴えられるようになるのはおおむね10歳以上です。

対応

閉塞した耳垢を自分で取ることはできません。耳鼻咽喉科を受診しましょう。薬で溶かしたり、塊になっている場合は異物鉤（かぎ）という特殊な器具を使ったりして取ります。また、耳垢を取るときにとても痛い場合は外耳道に炎症を起こしているか、外耳道真珠腫[3]のような別の疾患が隠れていることがあります。

■日常生活の注意点

乾性耳垢は粉っぽく乾いた感じ、湿性耳垢は茶色っぽく湿った感じです。どちらがよい、悪いというわけではまったくありません。自分の耳垢の性質を知ることで、それに応じたケアをすることができます。普段から定期的に綿棒などで親に取ってもらうか、3、4か月に一度程度耳鼻咽喉科に通院し耳垢を取ってもらいましょう。

湿性耳垢の場合はお風呂上りに耳の入り口を綿棒で引き取るようにしましょう。

がりがりとかきすぎて、滲出液が出たり出血したりするほどの耳かきはよくありません。滲出液が出たり出血があったりしたときは耳鼻咽喉科を受診しましょう。

---

1. 乾性耳垢と湿性耳垢
乾性耳垢は「硬性耳垢」や「粉耳」、湿性耳垢は「軟性耳垢」や「あめ耳」、などとも呼ばれています。

2. 落屑上皮
皮膚の一番外側の層（上皮）がはがれてきたもののことをいいます。

3. 外耳道真珠腫
外耳道の落屑上皮が異常に増え、外耳道の骨を破壊していく外耳道の病気。中耳にできた場合は中耳真珠腫（p.40）といいます。

耳そうじのポイント
→p.29参照

チェックポイント

- 耳鼻咽喉科検診で耳垢栓塞と診断された場合は、「鼓膜が見えないほどの耳垢がある」という意味です。少なくとも水泳の授業が始まる前には耳垢除去をしてもらいましょう。

学校での対応
- 耳垢の程度で家庭の子どもに対する関心の程度がわかることがあります。健康診断の結果で受診を勧めてもそのままになっている場合には、家庭環境にも気をつけましょう。

耳の病気 12

耳性帯状疱疹（ハント症候群）
（じせいたいじょうほうしん）

■病気の特徴

　帯状疱疹とは、以前かかった水痘ウイルスが再活性して神経に再感染を起こすことで発症し、その神経の支配範囲に水疱や発赤、痛みが生じるものです。神経が支配している皮膚の範囲が帯状になっていることから、帯状疱疹と呼ばれています。耳内を通る顔面神経や前庭神経、聴神経などの神経にウイルス感染の症状が出る場合を、耳性帯状疱疹といいます。

　ウイルスの再活性による感染が起こると、その神経の範囲にとても強い痛みが起こります。はっきりした水疱ができずに、痛みと麻痺の症状のみの場合もあります。

　顔面神経に再感染が起こると顔面神経麻痺が起こりますし、前庭神経では平衡障害（めまい）が起こります。

　もともと大人に発症する病気で、子どもでは少ないといわれていますが、水痘にかかったことがある子どもには発症する可能性があります。

■症状と対応

　片方の耳が痛い、のどの奥が痛いなど、ピリピリする痛みが出ます。感染した神経によって顔面神経麻痺、難聴、耳鳴り、めまいなどの症状が出ます。

対応

　顔面神経麻痺や水疱などの症状と血液検査で診断ができます。治療は抗ウイルス薬やステロイド剤を使います。

　学校はお休みしましょう。他人に感染することはありませんが2週間ぐらい入院をする場合があります。その後も自宅安静が必要です。

チェックポイント

・耳が痛く、急性中耳炎などはっきりした所見がない場合には、耳性帯状疱疹の可能性も考えましょう。顔面神経麻痺は耳痛の後に出る場合もあります。

学校での対応

・顔面神経麻痺が出ると治るまで半年以上かかることがあります。顔の動きの麻痺ですから、本人も非常に気になります。ほかの子どもからからかわれないように気を配りましょう。

耳の病気 13

顔面神経麻痺

■病気の特徴

　まばたきの際のまぶた、口元、頬（ほお）、額など、顔の表情は顔の筋肉と表面の皮膚が動くことによって作られます。顔の筋肉は、顔面筋や表情筋ともいい、表情筋を動かす顔面神経が麻痺すると、表情を作ることができなくなります。顔面神経麻痺の多くは片方だけが麻痺するため、よけいに症状のある側とない側の差が目立ってしまいます。

　顔面神経は顔面筋だけではなく、味覚、涙腺、鐙骨筋（あぶみ）にも分布しています。顔面神経が麻痺すると、味覚障害、涙の減少、聴覚過敏（小さな音でも大きく響く）などの症状が出ます。

　顔面神経麻痺は耳性帯状疱疹の原因でもある帯状疱疹ヘルペスウイルス、単純ヘルペスウイルスなどが原因になることがあります。また、原因不明な場合をベル麻痺と呼んでいます。

■症状と対応

顔面筋の麻痺　まぶたが閉じられない、まぶたが開けられない、頬を膨らませられない、口をゆすぐときに水が口角から漏れてブクブクができない、食べ物が麻痺側の口角からこぼれる、食べ物のそしゃく時に食べ物が麻痺側にたまってしまうなど、日常生活上不便なことが生じます。まぶたが閉じないと目が乾燥したり、異物が入りやすくなったりするので、点眼をする必要があります。

味覚障害　患側の舌の味覚障害が同時に現れることがありますが、顔面神経麻痺の改善とともに改善します（p.76）。

聴覚過敏　小さな音でも驚くほど耳に響くことがあります。そういった場合は、患側の耳に耳栓をしたり、テレビの音を小さくしたりするなどの工夫をします。

　治療はステロイド薬やビタミン剤などの薬物治療、顔面マッサージなどが主体となります。特に子どもの治癒率は高く、ほとんどが治癒します。

対応

　子どもは治りやすいですが、早めに治療を開始する方がよいでしょう。また、麻痺が改善してくるまでは学校をお休みしましょう。他人に感染することはありません。

　目が乾燥しないよう、異物が入らないよう、寝るときはアイパッチなどで、目を覆うとよいでしょう。

コラム

予防接種について

　2007年、大学生や高校生の間で麻疹（はしか）の大流行があり、中には全学部休講の処置が取られた大学もありました。また麻疹に感染した高校生が修学旅行先の海外で発症した、という"事件"も報じられました。北米では麻疹の発症がほぼなくなったとされており、時折発生する麻疹は「海外からの輸入感染症」という捉え方です。そして、日本は先進国の中で唯一の「感染症の輸出国」といわれているのです。

　予防接種（ワクチン）は、感染症を防ぐことができるという、医学の進歩の中で最も大きな恩恵のひとつをもたらしました。予防接種には「集団的な予防効果を目的とするもの」と、「個人発症や重症化を防止するもの」の二種類があります。麻疹などの流行を防ぐのは集団感染を阻止するためですが、そのためには接種率（集団免疫率）が90～95%必要であるとされています。健康な子どもたち全員が接種することで麻疹の流行が防げれば、事情により予防接種を受けられない子どもたちの感染も防げると考えられています。

　大学生間の大流行は、たまたまMMR（麻疹、流行性耳下腺炎、風疹）の副作用問題から製造が一時中止となり、予防接種を受けなかった世代の間で大流行を起こしたという考えもあります。

　子どもたちが受ける予防接種には定期接種と任意接種があります。前者は公費で接種ができ、後者は概ね個人負担となっているものです。予防接種法の改正で個別接種となり、保護者の負担が増えたとも思います。

　医学の学術団体では「子どもに必要な予防接種はすべてを無料に」、という声明を出しています。さらに、海外では複数の種類のワクチンの同時接種が普通です。保護者や子どもの負担を減らすためにも、複数のワクチンの同時接種を進める動きも出ています。

　ワクチンで感染症にかからなくなれば、感染症の合併症を防ぐことも可能です。例えば、流行性耳下腺炎後の難聴は合併症によるものです。ワクチンで予防できる難聴はこのほかにも髄膜炎後の難聴、妊婦の風疹罹患による先天性難聴などがあります。流行性耳下腺炎で難聴になった子どもたちを診るたびに、ワクチンの全員接種の必要性を思うのです。

第4章
鼻の病気

急性鼻副鼻腔炎……56

慢性副鼻腔炎……58

急性鼻副鼻腔炎合併症……60

アレルギー性鼻炎……62

スギ花粉症……64

嗅覚障害……66

鼻中隔彎曲症……68

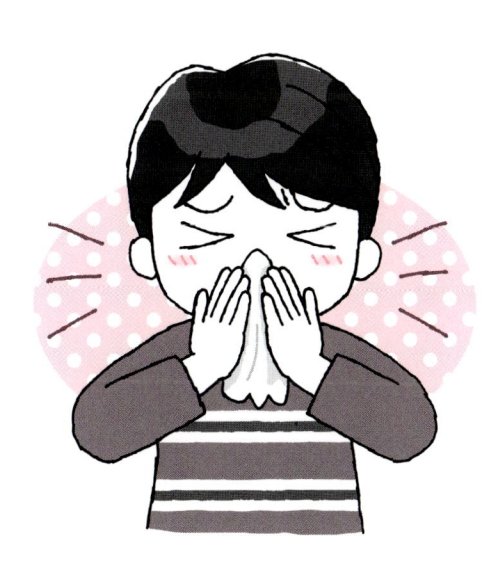

鼻の病気 1

急性鼻副鼻腔炎

■病気の特徴

　子どもに多い、鼻水が出る（鼻漏）、鼻が詰まる（鼻閉）などの症状は、かぜの始まりかアレルギー性鼻炎の場合がほとんどです。

　かぜはウイルス感染で起こりますが、次第に細菌感染が加わってきます。鼻にウイルスや細菌感染が生じて鼻漏や鼻閉が起こった場合を急性鼻副鼻腔炎といいます。

　急性鼻副鼻腔炎では、鼻腔と副鼻腔に急性感染が起こり鼻漏などの症状が出ます。鼻の症状が出始めてから4週間以内を急性鼻副鼻腔炎、2、3か月以上経過した場合を慢性副鼻腔炎といいます。水のように透明だった鼻水は色の付いた膿性鼻汁となり、鼻汁がのどに回り後鼻漏[1]となり、湿性のせき（たんのからんだせき）が出たり、頭痛、頬部痛、嗅覚障害なども起こります。

　症状の程度によっては通院してしっかりと治療することが必要になります。また、もともとアレルギー性鼻炎がある場合は治癒までの時期がはっきりしないこともあります。

■急性鼻副鼻腔炎が起きる仕組み

　鼻腔にウイルス感染が起こると、鼻粘膜から水様性鼻汁が出るようになり鼻粘膜がいたみます。これが急性鼻副鼻腔炎の始まりです。そこに細菌が感染すると、次第に膿性鼻汁になってきます。

　副鼻腔炎はいつから起こったか、はっきりしないことがほとんどです。子どもの場合、鼻内を診るだけでは、鼻炎と副鼻腔炎を明確に区別することが難しいため、鼻副鼻腔炎と呼んでいます。

　一般に鼻は、左右ある鼻の孔（外鼻孔）から咽頭（のど）に続く経路、と考えられがちです。しかし、鼻腔は咽喉につながる経路以外にも、自然口[2]という小さなトンネルのような穴を通じて副鼻腔という空洞につながっています。副鼻腔は本来無菌ですが、鼻腔に感染が起きると、自然口を通じてウイルスや細菌が副鼻腔に侵入し、副鼻腔炎という感染症を起こしてしまいます。

■症状と対応

鼻漏 粘膿性、膿性の鼻水が出ます。そっとかんでふき取りましょう。

鼻づまり 鼻粘膜が腫れていることや、鼻腔に鼻汁がたまっていることから鼻が詰まりやすくなります。耳鼻咽喉科で処置をしてもらいましょう。

頭痛・顔面痛 副鼻腔に貯留液（鼻汁）がたまると頭が痛くなります。特に下を向くと頭痛がひどくなります。

湿性のせき 鼻汁がのどに回り後鼻漏となって下気道に流れていきます。たんの絡んだせきの多くは後鼻漏が原因といわれています。

嗅覚障害 鼻がつまる、鼻粘膜（特に嗅覚神経がある嗅裂の粘膜）が腫れることで嗅覚が低下します。

■日常生活の注意点

急性感染症ですから、発熱や体がだるいなど全身的な症状があれば学校はお休みしましょう。また、粘膿性、膿性鼻汁がある場合、水泳は見学にしましょう。

治療中にもかかわらず目の周りが腫れてきた、急な頭痛などがある場合は、合併症の疑いがあります。すぐに耳鼻咽喉科に行かせましょう。

→症例写真p.31

1．後鼻漏
鼻汁がのどに落ちていくこと。

2．自然口
鼻腔と副鼻腔をつなぐ、換気の役割をもつ小さな孔。

鼻汁と鼻漏のちがい
一般的には、まとめて「鼻水」と呼ばれますが、専門的には、鼻腔や副鼻腔の粘膜から出た分泌物を鼻汁、鼻孔の外に出てきたものを鼻漏と区別しています。

チェックポイント

- かぜっぽい、と思っていたら膿性鼻汁が出てきて、同時に頭を痛がるときは耳鼻咽喉科を受診させましょう。
- いつも元気な子どもが「口を開けて息をしている」のは鼻が詰まっているからです。イビキも鼻づまりの症状です。耳鼻咽喉科で診てもらいましょう。

鼻の病気2

慢性副鼻腔炎

■病気の特徴

急性鼻副鼻腔炎の治療が長引くと、慢性副鼻腔炎に移行したと考えられます。子どもの場合、急性の鼻副鼻腔感染では自然治癒することもあり、治療にもよく反応しますが、反復感染[1]もします。

また、小学校低学年ではまだ咽頭扁桃（アデノイド）(p.74)が肥大している場合もあります。アデノイドが大きいと鼻の通りが悪いため、一度急性鼻副鼻腔炎になると治りにくく、慢性化しやすくなります。

もともとアレルギー性鼻炎を持っている場合も、鼻粘膜が腫れているため、急性感染が起こった後も正常化しにくいです。そのため、どこまでがアレルギー性鼻炎で、どこからが慢性副鼻腔炎である、という判断は明確でないところがあります。

■慢性鼻副鼻腔炎が起きる仕組み

子どもの鼻粘膜はもともと鼻腺[2]が多いために鼻汁が出やすく、鼻腔が狭いために鼻腔通気（鼻の通り）が悪くなりやすいです。

慢性副鼻腔炎では粘膜も厚くなり、自然口が狭くなります。そのため、副鼻腔にたまった貯留液（鼻汁）は自然口から出にくくなってしまうのです。副鼻腔は本来無菌で粘膜も薄いのですが、貯留液が副鼻腔にたまると、粘膜を刺激し、悪循環を起こしてしまいます。貯留液がたまったままだと頭が重くすっきりしないことがあります。

また、一度鼻粘膜が腫れてしまうともとに戻りにくく、鼻汁が出やすい状態となります。子どもたちの間にアレルギー性鼻炎が増えていますが、アレルギー性鼻炎を持っていると急性鼻副鼻腔炎になったときに、余計に鼻粘膜が腫れやすく、鼻汁が出やすい状態になると考えられます。急性鼻副鼻腔炎が生じたときに、しっかり治しておくことが大切です。

■症状と対応

鼻漏 粘膿性、膿性の鼻水が出ます。そっとかんでふき取りましょう。

鼻づまり 鼻粘膜が腫れ、鼻腔に貯留液（鼻汁）がたまることから鼻が詰まりやすくなります。耳鼻咽喉科で処置をしてもらいましょう。

頭痛・頭が重い 副鼻腔に貯留液がたまると頭が痛くなったり重く感じたりします。特に下を向くと頭が重くなります。

湿性のせき 鼻汁がのどに回り後鼻漏となります。たんの絡んだせきの多くは後鼻漏が原因といわれています。

嗅覚障害 鼻が詰まる、鼻粘膜（特に嗅覚神経がある嗅裂の粘膜）が腫れることで嗅覚が低下します。子どもでは嗅覚が低下したという自覚はほとんどありません。

■日常生活の注意点

鼻漏の量が多い場合、水泳は見学にしましょう。

頭重感がある場合は鼻が詰まり、鼻汁がたまっているということなので体育は見学にしましょう。鼻づまりがひどいと長距離走は息が続きません。

アレルギー性鼻炎が合併していると長引きます。担当医の指示に従って治療を続けましょう。

1．反復感染
急性感染症が治ったと思ったら、また急性感染を起こすことを反復感染といいます。急性感染は発症して3週間以内のものをいい、それが1年に4回以上ある場合を反復感染と呼びます。

2．鼻腺
鼻の粘膜にある細胞で、漿液性（しょうえき）や粘液性の液を分泌します。このおかげで鼻の中はいつも湿った状態になっています。

チェックポイント

・いつも口を開けて息をしている、イビキがひどいなどの場合は咽頭扁桃が肥大していることも考えられます。咽頭扁桃が肥大していると鼻もなかなか治りません。この場合、咽頭扁桃手術が必要なこともあります。
・アレルギー性鼻炎の診断がついていない場合も結構あります。鼻のかゆみ、鼻こすりやくしゃみなどの症状にも気をつけてみましょう。

鼻の病気3

急性鼻副鼻腔炎合併症

■病気の特徴

　急性鼻副鼻腔炎は、急速に周囲の組織に感染が波及してしまうことがあります。
　鼻と副鼻腔の周辺臓器には眼、頭蓋がありますが、感染がそれらに及ぶと、緊急に治療を必要とする眼窩内合併症、頭蓋内合併症などを引き起こします。
　大人でもこのような合併症は起こりますが、急性鼻副鼻腔炎から起こるのは小児が多いといわれています。特に眼窩内合併症は年少児、頭蓋内合併症は10代が多いようです。これらの合併症では、目の周りが腫れるため、鼻の病気であると気づきにくく、ほかの病気を疑うなどして診断がつくまでに時間がかかることもあります。
　また、髄膜炎[1]や硬膜外膿瘍などの原因を探ると急性鼻副鼻腔炎だった、という場合もあります。

■急性鼻副鼻腔炎合併症が起きる仕組み

　鼻腔とつながる副鼻腔には、上顎洞、篩骨洞、前頭洞、蝶形洞と呼ばれる4種類の副鼻腔が左右合わせて8つあります。これら8つの副鼻腔は自然口を通じて鼻腔とつながっています。
　鼻腔に感染した細菌は自然口を通り、副鼻腔にも感染をもたらすことがあります。小児の骨の構造は軟らかく、血管も豊富です。特に頭蓋骨と副鼻腔の間の骨には板間静脈が発達しており、細菌が静脈に沿って頭蓋内に侵入しやすいのです。その結果、髄膜炎や硬膜外膿瘍などを起こしてしまうことがあります。

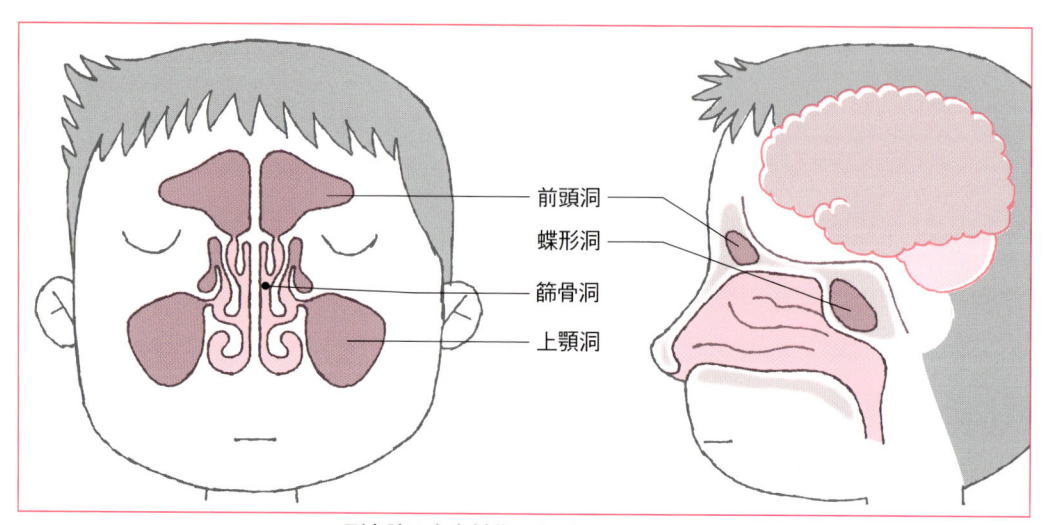

副鼻腔は左右対称に広がっています。

■症状と対応

膿性鼻漏、鼻づまり 片方の鼻（患側）から黄色い膿のような鼻漏（膿性鼻漏）[2]が出ます。両方の鼻から出ることもあり、小学低学年では気がつかないこともあります。耳鼻咽喉科を受診して細菌検査を受けた方がよいでしょう。

発熱・頭痛 急に38℃以上の熱が出て、激しい頭痛、膿性鼻漏（片方からが多い）がある場合は、鼻副鼻腔炎との関係を疑った方がいいでしょう。小児科と耳鼻咽喉科がある病院を受診させましょう。

嘔吐、意識の低下、頸部硬直など 髄膜炎の症状です。鼻副鼻腔炎の頭蓋内合併症で重症です。小児科や耳鼻咽喉科のある病院を受診させましょう。

■日常生活の注意点

　誰でもかぜ（p.88）をひきます。しかし、かぜをひいた後に膿性鼻漏が特に片方の鼻から出てくる場合は要注意です。

　膿性鼻漏がある側の顔や、目の周りが腫れてきた、という場合は合併症の疑いが濃厚です。鼻は強くかまないようにして、耳鼻咽喉科を受診させましょう。

　嗅覚などはもちろん低下していますが、本人も周りも気がつきません。

１．髄膜炎
脳や髄液の表面を覆っている髄膜にウイルスや細菌が感染して起きる中枢神経系の感染症です。初期症状は、頭痛・発熱・嘔吐です。

２．膿性鼻漏
細菌感染すると出る鼻漏で、色のついた粘り気のある鼻漏のことをいいます。

チェックポイント
・膿性鼻漏が片方から出ているか、鼻の入り口付近に膿性鼻漏の痂皮が付着していないか、患側の鼻づまりはないかに注意しましょう。
・膿性鼻漏が出ているときに、頭をひどく痛がっていないか、発熱はないかに注意しましょう。

鼻の病気4

アレルギー性鼻炎

■病気の特徴

親や兄弟にアレルギー性鼻炎や気管支喘息、アトピー性皮膚炎などのアレルギー疾患があると、本人もアレルギー疾患になる可能性が高くなります。

鼻粘膜がアレルギー反応を起こすと、「くしゃみ、鼻汁、鼻づまり」などの症状が起こります。そのアレルギー反応のもとになるものをアレルゲン（抗原）といい、スギ花粉がアレルゲンである場合は、「スギ花粉症」と呼ばれます。

アレルゲンにはほこり、ダニが最も多くアレルゲンの80％を占めるといわれています。樹木や草花の花粉や動物のフケなどもアレルゲンになります。アレルゲンは血液検査で調べることもできます。

アレルギーのある人が血液検査をすると、好酸球[1] という細胞が増えており、また、IgEという抗体が高くなります。

■アレルギー性鼻炎が起きる仕組み

アレルゲンが鼻粘膜に触れると、鼻粘膜の細胞からヒスタミンなどの刺激物質が放出され、これらの刺激物質がアレルギー症状を起こします。気管支喘息であれば、気道の粘膜がアレルギー反応を起こし、粘膜の浮腫、気道狭窄などを起こします。

アトピー性皮膚炎なども同じような機序でかゆみなどの症状が起こります。最近は "one way one disease"[2] といわれています。

アレルギー性鼻炎の原因となるアレルゲンは、吸入抗原といい、鼻や口から吸い込む空気の中に含まれます。花粉などの大きな粒子は気道の途中、喉頭のあたりまでしか入っていかないため、気道アレルギーでも鼻の症状が主になります。ほこりやダニなどは気管支まで入り、気管支喘息のもとにもなります。動物のフケはそこに含まれるたんぱく質がアレルゲンとなります。

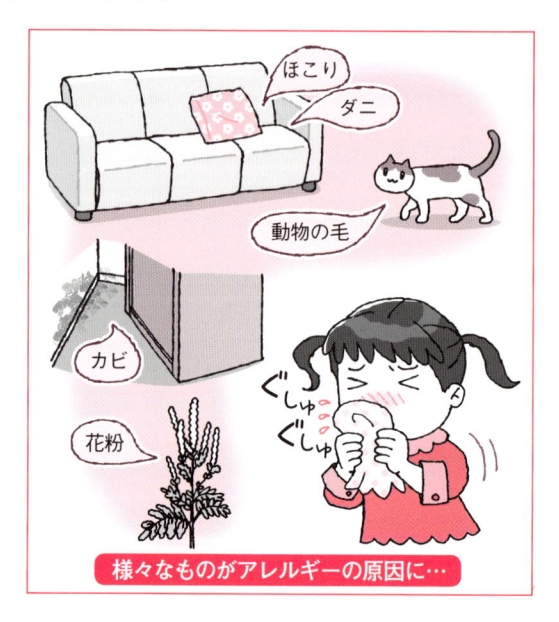

様々なものがアレルギーの原因に…

■症状と対応

鼻のかゆみ　鼻がかゆく、鼻を手や指でこすったりほじったりします。治療を勧めましょう。

鼻漏　水性鼻汁が出ます。鼻はそっとかんでふき取りましょう。

鼻づまり　鼻粘膜が腫れていたり、鼻腔に鼻汁がたまっていたりすることから鼻が詰まりやすくなります。

口呼吸、イビキ　鼻の詰まりから口呼吸になり、睡眠時はイビキをかくことが多くなります。

目の下のくま　鼻づまりから睡眠不足となります。

嗅覚障害　鼻が詰まったり、鼻粘膜（特に嗅覚神経がある嗅裂の粘膜）が腫れたりすることで嗅覚が低下します（p.76）。

対応

抗アレルギー剤の内服や鼻噴霧薬（点鼻薬）などが基本的な治療となります。減感作療法[3]、高学年では鼻づまりが高度の場合はレーザーなどを使った鼻粘膜焼灼[4]を行うことがあります。耳鼻咽喉科で相談しましょう。

■日常生活の注意点

年間を通して症状には変化があります。ひどくなりそうな時期の前から治療を受けましょう。

鼻づまりがひどいときは運動量の多い体育の授業は見学させた方がいいでしょう。長距離走は息苦しくなります。

また、アレルギー性鼻炎の子どもの鼻の粘膜は、プールの水などの刺激に対してアレルギー反応が出やすいです。主治医に相談し、内服薬や鼻噴霧薬を使いましょう。

子ども部屋などのじゅうたん張り、室内飼いの動物などは、アレルギー疾患を悪化させる可能性があります。

→症例写真p.31

1. 好酸球
アレルギーがあると増える白血球の一種。

2. One way one disease
鼻や口からほこりやダニの混じった空気を吸うと、鼻の粘膜や気管支などの気道粘膜にアレルギー反応が起こり、アレルギー性鼻炎や気管支喘息が起きることをいいます。

3. 減感作療法
アレルギーや喘息の原因となる抗原を少しずつ注射して免疫をつけていく治療法です。スギ花粉症の場合は、注射ではなく舌下免疫療法（スギ花粉の抗原を口腔内に少量ずつ含み慣れさせていく方法）が工夫されつつあります。

4. 鼻粘膜焼灼
両側の鼻腔にある下鼻甲介粘膜をレーザーなどで処置し、収縮させ、鼻の通りをよくする治療法です。

チェックポイント

- かぜをひきやすい、鼻が出やすい子だと思っていると、実はアレルギー性鼻炎だったという場合があります。アレルギー体質や家族のアレルギー歴も参考になります。
- 原因は何か、一度の血液検査ではわからないこともあります。対策は原因除去が基本です。ほこりをなくすわけにはいきませんが、減らす工夫をしましょう。

鼻の病気5

スギ花粉症

■病気の特徴

　アレルギー性鼻炎を起こす吸入抗原には様々な物質がありますが、樹木の花粉の中で最も多いのは、スギ花粉によるものです。

　スギ花粉が飛ぶのは、春一番が吹く2月ごろから桜の花が咲く4月ごろまでといわれますが、地域によっては11～12月ごろにもわずかながら飛ぶことがあります。関東地域で4月を過ぎても症状がある場合はヒノキ、5月ごろであればマツなど、ほかの樹木の花粉や草花の花粉がアレルゲンとなっている可能性があります。

　「くしゃみ、鼻水、鼻づまり」は鼻の三大症状といわれますが、スギ花粉が触れる顔や首の皮膚、外耳道などにも症状が起こります。

　目に花粉が入るとアレルギー性結膜炎が生じ、目は涙目になります。

■スギ花粉症が起きる仕組み

　体に入ってきた花粉を体が異物と判断すると、異物である花粉に抵抗する「抗体」が作られます。一度抗体ができると体は覚えており、再び花粉が入ってきた際に抗体が反応して、肥満細胞から出る化学物質がアレルギー反応を引き起こすのです。

　スギの花粉は風に乗って100km以上も飛ぶといわれています。自宅の近くのスギの木を切っても症状がなくなるわけではありません。花粉情報を見ながら花粉の多い場所への外出は最低限に控える、花粉を浴びないなどに気をつけましょう。

■症状と対応

- ・体がだるくなる、頭痛、微熱
- ・皮膚、外耳道、目、鼻、のどなどの花粉が付着するところのかゆみ
- ・のどがいがらっぽい、乾いたせき
- ・鼻の三大症状（くしゃみ・鼻水・鼻づまり）、嗅覚障害

治療

　抗アレルギー剤の内服や鼻噴霧薬（点鼻薬）などが基本的な治療となります。近年、小児でも使用できる薬剤が多くなり、1日1回の内服薬、口の中で溶ける薬などの選択肢も増えてきました。ステロイドの鼻噴霧薬（点鼻薬）にも小児用があります。

　ステロイドというと拒否感のある方もいますが、標準的治療のガイドラインにも掲載されています。また、花粉が飛び始める前から抗アレルギー剤を内服すると症状が軽くなるといわれています。学校医や耳鼻咽喉科医に相談しましょう。

■日常生活の注意点

花粉症から身を守るため、あるいは花粉症を軽くするため、次のことに気をつけましょう。

1. 花粉が飛びそうな日は窓を開けないようにしましょう。
2. 洋服、帽子などは花粉が付きにくい素材のものにしましょう。
3. 髪や顔など花粉がついているところは入浴の際に洗い流しましょう。
4. 帰宅したら家に花粉を持ち込まないように、家の外で花粉をできる限り落としましょう。
5. 外出時にはマスク、めがねなどで花粉を体内にできるだけ入れないようにしましょう。
6. 花粉が飛ぶ季節は布団や洗濯物を外に干さないようにしましょう。
7. 花粉状況に注意して、花粉が多い日の不要な外出は避けましょう。

花粉症→p.24〜25参照

鼻の病気

チェックポイント

- 現在、小学生の30〜40％はスギの抗体を持っているといわれています。
- 家族がスギ花粉症であれば発症の可能性が高いです。
- 鼻づまりが原因で睡眠不足になることもあります。スギ花粉の時季は受験シーズンとも重なります。主治医と相談して早めから対策を立てましょう。

鼻の病気6

嗅覚障害

■病気の特徴

においを知っている大人であれば、嗅覚にトラブルが起きたときに「においを感じなくなっている」と気がつくことができます。しかし、幼少時から鼻づまり傾向にあり、においを感じた経験が少ない子どもの場合、世の中に"においの感じ"があると知らずにいることがあります。生まれたときからにおいの感じがわからない場合、「自分には嗅覚がない」と知るのは中学生以降のこともあります。

においの感じを知っている子どもが、嗅覚低下を自覚することができるのは、おおむね10歳以上といわれています。また、他人の言葉などをきっかけに「においの感じがしなくなった」と気づくこともあります。においの感じがまったくない場合を嗅覚脱失症といいます。

嗅覚は味覚とともに風味を感じる重要な感覚で、経験による感覚記憶、環境要因が大きく関わってきます。子どものころから風味を楽しむ環境にいないと、このような感覚は育ちにくいといえます。

■嗅覚障害が起こる仕組み

鼻根部の下に当たる上鼻道という部位の奥に、嗅裂という場所があります。この部位の粘膜上皮は嗅上皮といわれる粘膜で覆われており、そこには嗅覚受容体と呼ばれる神経細胞があります。においは嗅神経を通して脳に伝わりますが、様々な原因でこの経路に問題が生じると、嗅覚障害が起こります。

まず先天的に嗅上皮や嗅神経がないか、機能が悪い場合は、においを感じることができず、治療困難です。

嗅覚障害で最も多いのは鼻の病気によるものです。鼻粘膜が腫れて嗅裂に空気が届かない場合、におい分子が嗅上皮に届かないためににおいを感じることができません。また、鼻副鼻腔炎やアレルギー性鼻炎で鼻が詰まりやすくなった場合にも、においの感じは低下します。さらに、かぜをひいた後などにも嗅神経の麻痺を起こすことがあります。この場合は点鼻などの治療で改善します。

さらに嗅覚障害は、交通事故などによる頭部打撲で嗅神経が傷ついて起こることもあります。

■症状と対応

　嗅覚が低下したり、あるいは先天的な嗅覚障害であったりしても、子どもの場合は日常生活にほとんど影響がありません。友だちが「いいにおいだね」といっても何のことかわからずに済んでしまいます。においの感じがない、あるいは嗅げなくなっている（嗅覚低下）ことに気がついた場合には、耳鼻咽喉科の受診を勧めましょう。

　嗅覚の敏感さは人によって様々です。自分の体臭に気がつかないこともあります。ただ、においを指摘されると人格まで傷つくことがあるため注意が必要です。

　香水のような強いにおいを長く嗅いでいると嗅覚が低下する、嗅覚疲労もあります。

　また、先天的な嗅覚障害であることに気がついたときや、他人から指摘されたときに「人とは違う」と意識するようになります。

■日常生活の注意点

　それとなく、食べ物のいいにおい、腐りかけたにおいなど、身近な物のにおいを話題にしてみましょう。

　焦げたにおい、ガスのにおいなどは気がついた子どもが知らせることができるようにしましょう。

　生活の場でにおいは重要ですが、他人への影響も出ます。香水などに興味を持つころには、強いにおいは嗅覚にもよくないこと、他人にも迷惑がかかることを教えましょう。

チェックポイント

- 子どもたちがにおいを話題にしたときに、話題に入れない子どもがいるか、気をつけましょう。

  学校での対応
- 給食のにおいが嗅げるかどうかもチェックポイントですが、嗅げない場合でも大げさな対応は子どもの心を傷つけることがあるので注意しましょう。

鼻の病気

鼻の病気7

鼻中隔彎曲症
びちゅうかくわんきょくしょう

■病気の特徴

　左右の鼻の孔を真ん中で分ける仕切りを鼻中隔と呼びます。鼻中隔は軟骨でできており、顔面骨の成長とともに曲がっていくことがあります。

　そして、曲がっているために、鼻が詰まりやすい、嗅覚の低下がある、急性鼻副鼻腔炎を起こしやすいなどの症状がある場合を、鼻中隔彎曲症と呼びます。曲がり方の軽いものを含めると、大人の90％が曲がっているといわれています。

　鼻中隔が右の方に偏っていれば右の鼻が狭いために詰まりやすくても、左は通りやすいはずですが、逆に左の鼻の下鼻甲介という粘膜が腫脹してくることもあり、結局両方の鼻が詰まりやすくなる、などということも起こります。

■症状と対応

　空気の通りが悪くなると嗅覚が低下します。かぜをひいたときなど鼻水が出ても鼻をかみにくく、症状の悪化につながります。したがって急性・慢性鼻副鼻腔炎になりやすくなります。

　また、呼吸のたびに曲がった鼻中隔粘膜に空気が当たって乾燥しやすくなり、鼻出血を来しやすいといわれています。

　鼻内の形の問題であり、外から見えるわけではありません。症状が強いときには鼻中隔矯正術という手術を行いますが、おおむね高校生以上が対象です。

　曲がっていない方で、代償的に腫脹した下鼻甲介粘膜をレーザーなどで焼灼し、鼻腔通気をよくするなどの処置は小学生以上で可能です。しかし、曲がっている方の鼻の通りは改善しません。

チェックポイント

・鼻の通りが悪いのはいつも同じ側の鼻か、鼻をかみにくいのも同じ側かを注意してみましょう。
・鼻血が出やすいほうが決まっているかどうか。耳鼻咽喉科検診の際にチェックしてもらいましょう。

第5章
のどの病気

急性扁桃炎……70

慢性扁桃炎・反復性扁桃炎……72

口蓋扁桃肥大・アデノイド……74

味覚障害……76

耳下腺炎……78

摂食・嚥下障害……80

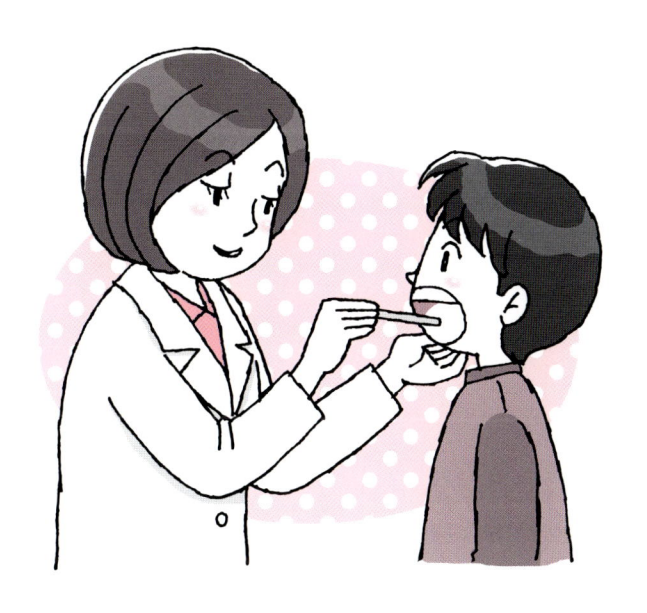

舌小帯短縮症……82

のどの病気1

急性扁桃炎（へんとうえん）

■病気の特徴

「のどが痛い。そういえば熱っぽい」など、かぜをひいたかな、と思うきっかけにもなる急性扁桃炎は、ウイルスや細菌などの病原体に感染して起こります。口から入った病原体は主として、リンパ組織である口蓋扁桃（いわゆる扁桃腺）に付着し、感染が生じ炎症を引き起こします。感染した扁桃は赤くなって腫れ、痛みや発熱を伴います。最初は物を食べるときに痛い嚥下痛だけであったのが、やがて何もしないときにも痛い自発痛となってきます。

ウイルス感染だけであれば抗菌薬不要で治りますが、溶血性連鎖球菌[1]による感染の場合は扁桃炎の症状も重く、イチゴ状舌や全身に赤い発疹が多数出ることもあり、抗菌薬の治療が不可欠です。合併症として急性中耳炎（p.34）や急性鼻副鼻腔炎（p.56）も起こしやすく、また急性糸球体腎炎[2]やリウマチ熱[3]、血管性紫斑病[4]などを起こすことがあります。

■急性扁桃炎が起きる仕組み

飛沫感染が多く、咽頭粘膜や扁桃に病原体が付着すると咽頭炎・扁桃炎を起こします。小児の急性扁桃炎の中で、ウイルスによるものは40〜70％程度といわれています。ウイルスの種類はアデノウイルス、エンテロウイルス、コクサッキーウイルス、インフルエンザウイルスなどです。いわゆるプール熱は咽頭結膜熱[5]といい、アデノウイルスの感染です。このウイルスは感染力が強く、口、鼻、咽頭、目の結膜から体内に入ります。細菌感染ではA群β溶血性連鎖球菌が最も多く、小児では15〜30％といわれています。これらは学校や保育園などの生活で感染します。家庭でも兄弟姉妹、親子間で感染しますが、大人ではたいていの場合、症状が軽く済みます。

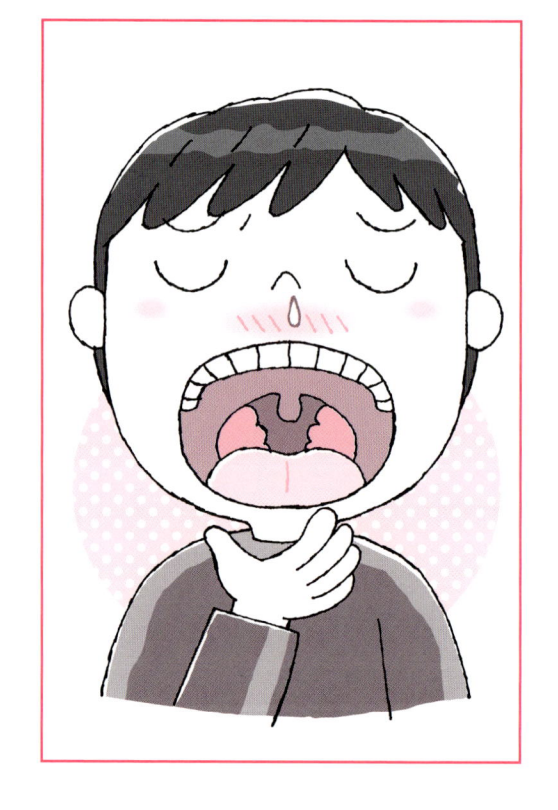

■症状と対応

咽頭痛 のどを水分で潤し保湿します。気持ちよければ冷たいタオルなどでのどを冷やすといいでしょう。のどあめをなめる場合は歯の衛生にも注意しましょう。

嚥下痛 上記に加え、辛いものなど刺激のあるものは食べないでおきましょう。

発熱 ウイルス感染も細菌感染も38.5℃以上の高熱を伴うことがあります。一般的なかぜの対応と同じように、安静にしましょう。

■登校について

学校保健安全法施行規則では、咽頭結膜熱は主要な症状が消失してから2日間出席停止、溶連菌感染症は抗生剤による治療開始後24時間を経て全身状態がよければ登校可能です。咽頭結膜熱は発症後2週間はプール入水禁止となります。

■日常生活の注意点

流行時期は、手洗い、マスク、うがいなどで、予防しましょう。何かを触った手をなめる、指をしゃぶるなどもやめましょう。ほかの人にうつさないよう、人混みへの外出は最低限にして、家族内でもタオルやコップは共用せず、個別のものを用意しましょう。

罹患(りかん)の疑いがある子どもは、自宅での安静と医療機関受診が必要です。

咽頭結膜熱のときは水泳は見学となります。また、プール後に目を洗うのは結膜の粘液が流れてしまい、感染が起こりやすくなるといわれていますので、特にこの病気の流行時期は避けるようにしましょう。

症状が治まっても、他人への感染の可能性があるかどうかは主治医からよく聞きましょう。

---

1. 溶血性連鎖球菌
溶連菌とも呼ばれ、飛沫感染や皮膚からの接触感染によって、咽頭炎や急性扁桃炎を引き起こします。溶連菌によって起こった感染症を溶連菌感染症といいます。

2. 急性糸球体腎炎
血尿や蛋白(たんぱく)尿が出る腎臓の病気のひとつ。90%程度が溶連菌感染後に起きるといわれ、扁桃炎や咽頭炎の後に発症することが多い病気です。

3. リウマチ熱
溶連菌に感染して1～3週間後ぐらいに発症する病気で、全身の結合組織、関節や心臓、血管、神経などに炎症が起こり、心臓弁膜症の原因となります。

4. 血管性紫斑病
アレルギーと同じ仕組みによって血管が障害を受ける病気で、アレルギー性紫斑病ともいわれます。血管がもろくなり内出血を来しやすくなり、身体に紫斑が出ます。

5. 咽頭結膜熱
高熱と咽頭炎、結膜炎を起こすアデノウイルス感染症です。

手洗い・うがい
→p.28参照

チェックポイント

- のどを痛がっている場合、飲み込むときにだけ痛いのか、痛みはひどくなっていないかに注意しましょう。
- 熱があり、結膜の発赤や口内の粘膜の水疱(ほう)、体に発疹などがある場合は、すぐに小児科か耳鼻咽喉科を受診しましょう。
- 学校や家庭などで感染症の発生がある場合は、予防を心がけましょう。

のどの病気2

慢性扁桃炎・反復性扁桃炎

■病気の特徴

　抗菌薬治療を行ったにも関わらず、咽頭粘膜や口蓋扁桃の発赤、腫れが3か月以上続く場合を慢性扁桃炎といいます。慢性扁桃炎を発症すると、口蓋扁桃の陰窩[1]に、白い膿栓[2]が付着していることがあります。膿栓は咽頭の違和感や、口臭を引き起こします。頸部や顎下部のリンパ節も腫れます。

　いつものどがいがらっぽい、のどを痛めやすい、人混みに行くとのどが痛くなるなどの症状は口蓋扁桃に慢性の炎症があることで引き起こされている可能性があります。これは急性増悪によって急性扁桃炎が起こりやすい状態でもあるため、運動会の練習などのイベントで熱を出し、本番を欠席してしまうようなケースも起こります。

　自然寛解[3]することもありますが、成人後も慢性扁桃炎が引き続いていくことがあります。

■慢性扁桃炎が起きる仕組み

　急性扁桃炎と異なり、特定の病原体が原因となっているわけではありません。口蓋扁桃自体の免疫力が低下していたり、膿栓のたまる陰窩が大きく、深く、炎症を起こしやすくなって細菌が陰窩内にすみついたりすることが原因と考えられています。

　扁桃上皮に付着した細菌は、細菌塊のカバーともいえるバイオフィルムを形成し、個人の防御機構や抗菌薬から自ら（細菌）を守ろうとして、慢性の炎症を引き起こしていきます。したがって、抗菌薬は効かない状態で炎症が続いていきます。

■症状と対応

咽頭の違和感 うがい、マスクなどで、のどが乾燥しないようにしましょう。

扁桃摘出術について 年間の急性扁桃炎の罹患回数（n）×持続期間（年数）が8以上であれば、口蓋扁桃摘出術を行ったほうが予後がよい、といわれています。手術を受けた子どもは扁桃炎を起こす回数が減る、学校を休む日数が減るなどメリットが大きい手術です。この場合、扁桃自身が持つ免疫力が低下しているため、取ったからといってかぜをひきやすくなるわけではありません。

扁桃炎を反復する子どもの場合、なるべく就学前に手術を受けて治した方がよいでしょう。

■日常生活の注意点

普段から手洗い、うがい、マスクなどで新たな感染を起こさないように予防しましょう。また、人混みは避けましょう。

家庭や日常生活での場で、子どもがタバコの副流煙を受けないようにしましょう。

子どもの住まいなどの環境では乾燥しすぎないように、部屋の湿度は60～70％程度に保つようにして、少なくとも40％以下にはならないようにしましょう。乾燥時は加湿器を使いましょう。

普段から栄養に気をつけて、よい睡眠をとるなどして体力をつけていきましょう。

かぜの予防に努め、インフルエンザなどの予防接種も受けておくようにしましょう。

→症例写真p.32

---

1. 陰窩
口蓋扁桃の表面にあるゴマ粒から米粒ぐらいの大きさのくぼみで、腺窩ともいわれます。

2. 膿栓
口蓋扁桃の表面にある陰窩に付着する白い膿状の塊。食物残渣や細菌や白血球などの死骸、粘液などからなり、口臭の一因ともなります。

3. 自然寛解
成長や時間経過とともに自然に症状が現れなくなっていくこと。

手洗い・うがい
→p.28参照

チェックポイント

・かぜをひいたり熱を出したりしやすい子どもで、扁桃炎を反復する場合は要注意です。
・扁桃炎を起こしやすい子どもは疲れやすく、学校を欠席しがちになります。

のどの病気3

口蓋扁桃肥大・アデノイド

■病気の特徴

口蓋扁桃肥大[1]とは

　口を開けてのどの奥を見ると、のどの両側に小指から親指ぐらいの大きさの赤い塊が見えることがあります。これが口蓋扁桃です。人により大きさは様々ですが、一般的に就学前の6歳ごろが最も大きくなり、成長とともに次第に小さくなっていきます。口蓋扁桃はリンパ組織のひとつで、のどにはこのようなリンパ組織がほかにもあります。それらはのどの入り口を取り囲むようになっており、ワルダイエルの扁桃輪[2]（あるいは咽頭輪）と呼ばれています。口から見えるのは口蓋扁桃のみです。

　「扁桃腺が大きい」といわれるのは口蓋扁桃が腫れているということです。大きいだけでは病気とはなりませんが、口蓋扁桃が大きいために食物がのどを通りにくい（嚥下障害）、息が苦しくなる（呼吸障害）、夜イビキをかく、睡眠中息が止まる（睡眠時無呼吸 p.90）、などの症状が出る場合、扁桃肥大と呼ばれます。

アデノイドとは

　アデノイドはワルダイエル咽頭輪のひとつで、咽頭扁桃ともいいます。口からは見えず、鼻の奥の突き当たり、のどの突き当りの上、上咽頭と呼ばれるところに位置します。鼻からの息が通るところでもあります。アデノイドが肥大していると鼻で息ができない（鼻づまり）、急性鼻副鼻腔炎（p.56）になりやすい、急性中耳炎（p.34）になりやすいなど周辺臓器に影響が出やすくなります。

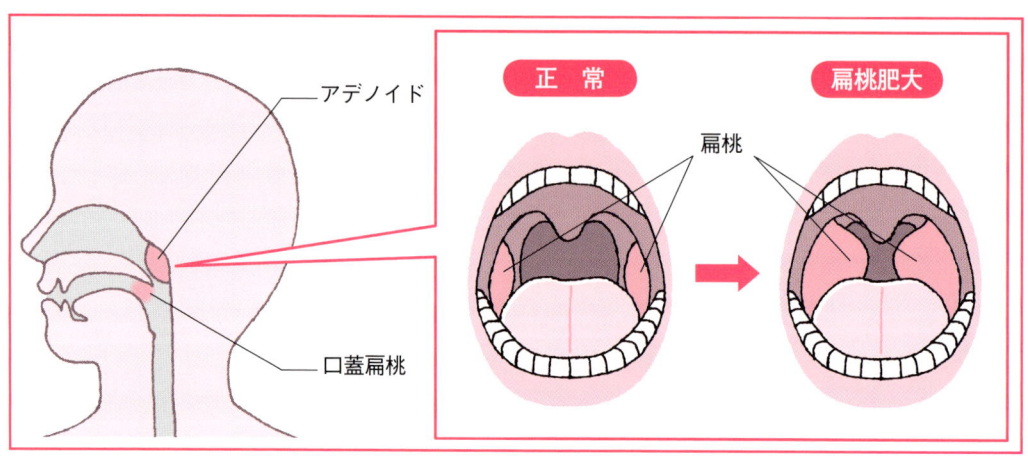

口蓋扁桃の大きさはヒトにより様々です。通常は見えても小指の頭くらいの大きさですが、のどの中央にまではみ出てきた場合、肥大となります。

■症状と対応

口を開けて息をしている　いつもボーッと口を開けている状態をアデノイド様顔貌と呼びます。肥大したアデノイドで鼻が詰まり、口でしか息ができなくなるからです。

鼻漏が出やすく治りにくい　肥大したアデノイドで鼻づまりが生じ、鼻の病気が治りにくくなります。

食事に時間がかかる、食が細い　肥大した口蓋扁桃で食物の通り道が狭くなり、飲み込みが悪くなります。少しずつしか通らないので、食事に時間がかかるようになります。長く続くと体格はやせ形になります。

イビキ　睡眠下では咽頭の筋肉が弛緩（緩む）します。昼間は肥大した口蓋扁桃の隙間から息ができても、睡眠中はその隙間がより狭くなってしまいます。息が狭いところを通るたびにイビキの音が発生します。

対応

上記の症状があり、肥大が原因とされれば手術で口蓋扁桃摘出術、アデノイド切除術を行います。

■日常生活の注意点

扁桃肥大やアデノイド肥大のためにいつも口を開けて息をしている子どもに対し、「口を閉じなさい」というと息ができなくなってしまいます。口を閉じても鼻で息ができるかどうかが、チェックポイントです。

また、アデノイドが肥大している子どもには口呼吸しかできないため、鼻呼吸が必要な水泳は難しくなります。水遊び程度であれば問題なくできます。

鼻漏が長く続く、鼻漏が出やすい子どもは、アデノイドが大きいために鼻が詰まり、鼻副鼻腔炎が長引いている可能性があります。鼻もかめません。無理にかまないで、ふき取るようにします。

チェックポイント

・体格がやせ形、体重が増えないなどの傾向もあります。

学校での対応

・給食を食べるのが遅く、給食の時間内に食べるのが難しい子どもや、食が細い子どもは要注意です。
・いつも口を開けて息をしていたり、体育では息が続かなかったりする子どもにも注意をしましょう。

1．口蓋扁桃肥大

一般的に「扁桃肥大」と呼ばれることが多いです。

2．ワルダイエルの扁桃輪

のどの奥にあるリンパ組織。アデノイドや口蓋扁桃など扁桃組織がのど（咽頭）の奥に輪を描くように存在しているため、咽頭輪ともいわれます。

→症例写真p.32

のどの病気4

味覚障害

■病気の特徴

　味覚障害というと、以前は高齢者の問題と思われていましたが、近年では若年者にも味覚障害が増加しています。しかし、味覚の低下は自覚しにくく、医療機関を受診する機会も少ないため、医療機関側の受診データでは詳細が明らかになりにくいのが実状です。

　味覚障害の中には味覚減退や味覚消失も含まれます。また、何を食べても苦い、あるいは甘いと感じる場合は「異味症」といわれます。

　味覚は幼少時から家庭で食べていた食事の味に大きく影響されます。外食や中食、おやつなどの影響も受けます。大多数の子どもたちにとっては、学校給食が栄養士により調整された初めての食事になります。子どもたち全員で、学校給食を味わうことになり、今まで自分の食べてきた味との違いを感じることになります。

　小学校高学年ぐらいからはダイエットによる偏食も味覚障害を増長させている可能性があります。

■味覚障害が起きる仕組み

　舌の粘膜の表面に分布している味蕾（みらい）という器官の中にある味細胞が刺激を受け、その刺激が脳に伝わることで、ヒトは食べ物の味を感じます。

　味覚障害とは舌、味蕾、味細胞、神経のどこかに異常がある場合をいいます。原因として最も多いのは亜鉛不足による味細胞の障害です。味細胞は新陣代謝が激しく、皮膚と同じように1か月程度で再生します。この再生には亜鉛が不可欠です。

　亜鉛不足は亜鉛の摂取が少ない場合、また体内で亜鉛が消費されている場合に起こります。偏食やダイエットで味覚障害が生じるのは必要な亜鉛が摂取できていないからです。

■症状と対応

・味がしない、味が薄い、給食がおいしくない
・何を食べても苦く感じる、甘く感じる、塩っ辛く感じる、味が濃くてわからない
・ピリピリする、舌がしびれた感じになる

対応

　亜鉛を多く含む食品（魚介類、肉類、乳製品など）をとるようにします。亜鉛の1日推奨量は10〜11歳男子・女子ともに10mgで、日本人の平均的摂取量は6〜10mgですから、偏食をしなければ亜鉛不足にはなりにくいものです。

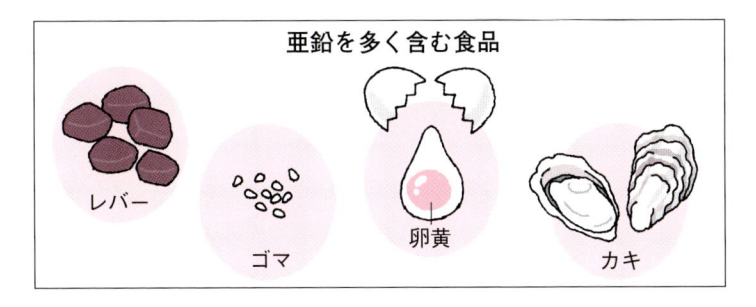

亜鉛を多く含む食品

レバー　ゴマ　卵黄　カキ

■日常生活の注意点

　給食の味をどのように感じるか、給食を目安に自分の味覚について考える機会を作りましょう。

　偏食やダイエットは生きる上で不可欠な栄養素の不足を起こすこと、生活の質が低下することを折に触れて話しましょう。亜鉛不足をサプリメントや薬で補おうとすると、逆に過摂取になることがあります。食品からの摂取を心がけましょう。

　加工食品に使われているリン酸塩、ポリリン酸、フィチン酸は味覚障害を起こしやすい添加物です。また激辛料理の常習化は味覚が低下するといわれています。食生活に関心を持てるようにしましょう。

チェックポイント

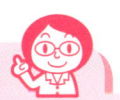

・体格や体重の増減から、子どもが偏食傾向にないか、無理なダイエットをしていないかを注意しましょう。

学校での対応

・給食の好みや残し方を見て、子どもの食に偏りはないかどうかに気をつけましょう。

のどの病気

のどの病気5

耳下腺炎（じかせんえん）

■病気の特徴

流行性耳下腺炎（おたふくかぜ・ムンプス）と反復性耳下腺炎の違い

耳下腺は耳の下から頬部（きょうぶ）にかけてある唾液腺の組織です。流行性耳下腺炎と反復性耳下腺炎はどちらも耳下腺に炎症が起こり、顔（耳下腺部）が腫れたように見える病気です。

流行性耳下腺炎はムンプスウイルスによって起こる感染症で、おたふくかぜとも呼ばれています。学校保健安全法では第二種の伝染病に属し、耳下腺腫脹のある間はウイルスの排泄（はいせつ）が多いため、腫脹（しゅちょう）が消失するまで出席停止とする、と定められています。

反復性耳下腺炎は細菌感染によって起こります。頬部内側にある耳下腺の唾液管から細菌が逆行性に耳下腺に入ることで細菌性の感染を起こします。

シェーグレン症候群

唾液腺、涙腺などの分泌腺に起きる自己免疫疾患で、目や口腔内の乾燥感があります。原因は不明です。成人女性に多い病気ですが、中高生の女生徒にも起こりえます。

■耳下腺炎が起きる仕組み

流行性耳下腺炎は主としてせきやくしゃみなどの飛沫により感染します。また唾液が直接触れ合うような直接接触感染や、気道分泌物や唾液を触った手指などからの間接接触感染もあります。

ウイルス感染で潜伏期が12〜25日（通常16〜18日）、耳下腺が腫れる2日前から腫脹後5〜7日間は感染期間とされています。

感染すると、耳下腺や顎下腺、舌下腺などの唾液腺が腫れます。両側が腫れることも片側だけのこともあります。無菌性髄膜炎、一側高度難聴（ときに両側高度難聴）などの合併症、睾丸炎（こうがん）、卵巣炎

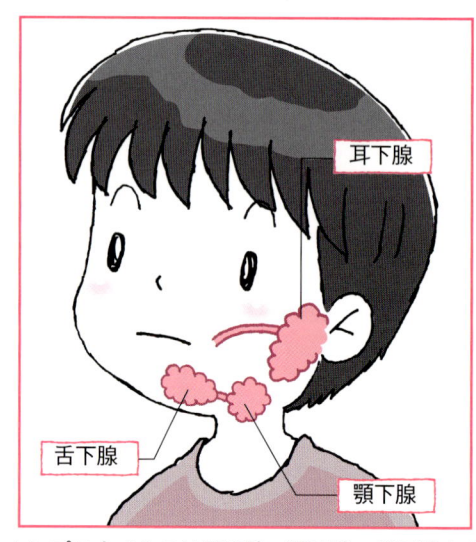

ムンプスウイルスは耳下腺・顎下腺・舌下腺など口内につながる唾液腺に感染を起こしやすく、程度は様々ですが唾液腺が腫れます。

などの併発もありますが、一度かかれば終生免疫ができます。

反復性耳下腺炎は口腔内の菌が唾液管を通じて耳下腺に入る細菌感染です。他人には感染しません。1年に何度も腫れる子どももいますが10歳ごろには自然に治ります。

■症状と対応

耳下腺部、顎下腺部の腫脹 医療機関を受診しましょう。流行性耳下腺炎の診断がつけば学校保健安全法に基づき腫脹が消失するまで自宅で安静にすることになります。

どちらか片側の耳下腺が何度も腫れる 反復性耳下腺炎の可能性が高いです。他人には感染しないので登校は可能です。発熱、痛みなどが強い場合は、タオルで冷やすなどをしましょう。

流行性耳下腺炎流行期の頭痛、睾丸痛 流行性耳下腺炎による合併症（無菌性髄膜炎）や併発症の可能性があります。

目の乾燥感、口内乾燥感 シェーグレン症候群の可能性を含めて精密検査を受けましょう。

■日常生活の注意点

クラスに流行性耳下腺炎の流行がなくても、子どもの行動範囲内で患者や不顕性感染[1]の子どもとの接点がある場合があります。耳下腺部、顎下腺部の腫腸がある場合は医療機関を受診しましょう。

中には、兄弟姉妹などの感染で抗体価[2]が上昇し、流行性耳下腺炎に感染しても発症しない子どももいます。

流行性耳下腺炎の予防はワクチン接種しかありません。合併症や併発症を考えると、ワクチンは集団生活に入る前に済ませておくべきです。

→症例写真p.32

1．不顕性感染
病原体が感染しても症状が現れないこと。

2．抗体価
病気のもとになるウイルスなどの抗原に対して抗体が作られ、免疫ができた状態になります。どれぐらい免疫ができているかを表すため、抗体の量をはかったものを抗体価といいます。

のどの病気

チェックポイント

・熱っぽい感じ、耳下腺部が何となく腫れた感じがないかに注意しましょう。
・地方自治体で感染者動向を調べられますので、地域で流行性耳下腺炎の流行がないかどうかに注意しましょう。
・何度も耳下腺部が腫れたり、痛がったりする子どもは医療機関を受診しましょう。

のどの病気6

摂食・嚥下障害

■病気の特徴

　嚥下機能は幼児期に完成される機能です。「物を食べる」行為は、「摂食と嚥下」と表現され、その段階には、①先行期（食物の認知、何をどれぐらいどのように食べるかを判断する）、②準備期（食物を取り込んで咀嚼し、唾液と混ぜ合わせて飲み込みやすい食塊を作る）、③口腔期（食塊を口腔から咽頭へ送り込む）、④咽頭期（嚥下反射により食塊が咽頭から食道まで搬送される）、⑤食道期（蠕動運動により食塊が食道から胃へ輸送される）、の5過程があり、①と②が摂食、③から⑤が嚥下です。

　この①から⑤のどの段階にでも異常があれば摂食・嚥下障害が生じます。食べにくい、飲み込みにくいなどの症状があると、決められた時間内に給食を食べるのが難しくなります。食べるのが遅い、食が細いと思われがちな子どもに、実は嚥下障害があったという場合があります。また、成長に必要な栄養がとれないと、身長体重の増加にも影響します。

■嚥下障害が起きる仕組み

　嚥下障害を起こす原因は、大きく分けると①器質的要因（扁桃肥大や扁桃炎など）、②機能的要因（神経系の疾患、頭部外傷など）、③心因的要因（神経性食欲不振症、異食症、うつ病など）の3つがあります。

　①は扁桃炎などで咽頭痛が起きると誰もが経験します。低学年の子どもに多いのは扁桃肥大によるものです。また、鼻が詰まっていても飲み込みが悪くなります。

　次に気をつけなければならないのが③です。食べようとしない、食べること自体を避けたり、食に関する話題に乗らなかったりなどの徴候が特徴です。

　②が原因となる場合には特別な支援が必要になります。

■症状と対応

- 食物をかめない
- のどが痛くて飲み込めない
- 食事に時間がかかる、のどの通りが悪い
- 口から食物がこぼれる、口の中に食物が停滞する
- よだれが多い
- 飲み込んだ後に、むせる
- 栄養状態が不良になる、体重が増えず、減少する

対応

器質的要因であれば病因の治療でよくなります（例：扁桃肥大に扁桃摘出術、急性扁桃炎に抗菌薬治療）。心因的要因では心理カウンセリング、児童精神科などの受診が必要となります。機能的要因では専門の医療機関でのリハビリテーション、食事指導などを受けましょう。

■日常生活の注意点

急によだれが多くなったり、食べるのを嫌がるようになったりした場合は摂食・嚥下障害を疑いましょう。

普段からよだれが多い場合は器質的要因、機能的要因の可能性があります。また、むやみによだれを叱ったり、注意したりすることは本人を傷つける場合があります。食べるのが遅い、給食に時間がかかる、食が細い場合は、念のため耳鼻咽喉科で診てもらいましょう。

急激なやせは生命にも危険を及ぼします。医療機関の受診を勧めましょう。

チェックポイント

- 栄養状態や成長の様子から、体重減少がないか、体重増加が止まっていないかに気をつけましょう。

学校での対応

- 給食を時間内に食べられているか、早食いをしたり、食後にむせたりしていないかに注意しましょう。

のどの病気7

舌小帯短縮症

■病気の特徴

　舌小帯とは、口腔底（口の中の底）と舌の裏側の真ん中に張っている薄い膜です。この膜が舌の先（舌尖部）までくっついてしまっていると、舌を前に出そうとしたときに、この膜が伸びずに舌を前に出せなくなります。すると舌の動きが制限され、舌の運動障害が生じます。無理に出そうとすると舌尖部がハート型にくぼみ、舌小帯が前歯に食い込んでしまいます。

　舌小帯がとても短い場合は舌尖部が歯列の前に出ません。先天的なもので、母乳が飲めないなど症状が高度の場合は手術を考えます。舌尖部を口蓋につけることができないために、「ら」や「た」などの発音はうまくできないのですが、舌尖部を使用せず舌背部を使用することで代用しています。幼小児期はほかの子どもと差は感じなくても、成長に伴い、ソフトクリームなどを舌でなめられない、などの不便を感じる機会が生じます。

■症状と対応

哺乳障害　重症例では、出生後からうまく母乳に吸いつけません。舌小帯切除を行うと吸いつきがよくなり、母乳が飲めるようになります。このような重症の頻度はごくわずかです。

発音がおかしい（構音障害）　舌足らず、と表現されることがあります。手術の必要があるかどうかを耳鼻科などで診断、言語聴覚士により構音訓練をします。

下口唇がなめられない、舌で物をなめられない　症状の程度と本人の希望により手術をします。

症例写真→p.32参照

チェックポイント

- 舌を外に出そうとすると舌前部がハート型にくぼむ、あるいは舌を外に出せない状態かどうかに注意しましょう。
- 乳幼児期に母乳を普通に飲めていたら、まず大丈夫です。
- 発音に異常はありませんか？
- ソフトクリームやお皿をなめることができますか？

第 6 章

その他の病気

めまい・耳鳴り……84

先天性疾患・遺伝的な病気への対応……86

かぜに伴う症状……88

睡眠時無呼吸症候群……90

発声に関わる病気……92

難聴……94

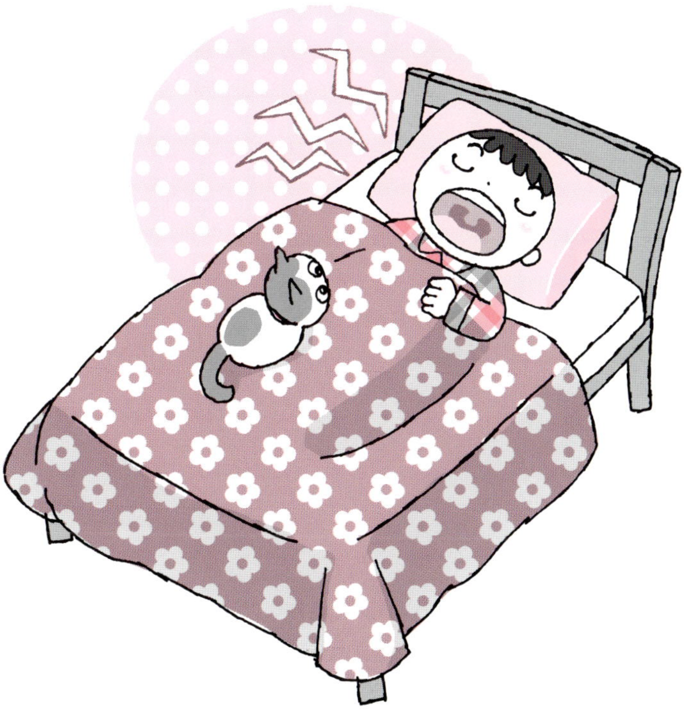

その他の病気 1

めまい・耳鳴り

■めまいとは？

「めまい」というと、大人は回転性めまいや船酔い様のめまいを思い浮かべるでしょう。しかし、様々な経験の浅い子どもにとって、めまいは正確に表現し、伝えることが難しい症状のようです。

子どもの場合、大人のような回転性めまいよりも、立ちくらみや眼前暗黒感[1]をめまいと感じることが多いです。

■めまいはなぜ起こる？

めまいは平衡感覚に異常が生じた場合に起こります。ほかに、自律神経系の異常で急に血圧低下が生じた場合に立ちくらみとしてめまい感を訴えることがあります。

平衡感覚は内耳にある前庭器（三半規管、前庭嚢《球形嚢、卵形嚢》）が、ほかの感覚器と連携することで機能が維持されています。前庭器は二重の袋のような構造で、外側には外リンパ液、内側には内リンパ液が満たされ、液の動きでバランスを感じています。

体の平衡感覚は深部感覚[2]や皮膚感覚、視覚などと重要な関わりがあります。ほかに小脳、網様体、視床・大脳皮質、視床下部などが影響し、これらのどこに異常が生じてもめまいが起こります。中でも、末梢前庭系と呼ばれる内耳の障害では典型的な回転性めまいが起こります。

めまいの種類

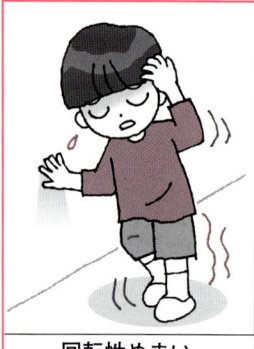

回転性めまい	動揺性めまい	浮動性めまい	立ちくらみ
自分や周囲が回転しているように感じるめまい。	乗り物酔いなどで起こる、歩くとふらつくめまい。	体がフワフワと浮いているように感じるめまい。	立ち上がった瞬間や長く立っているときに目の前が暗くなる感じのめまい。

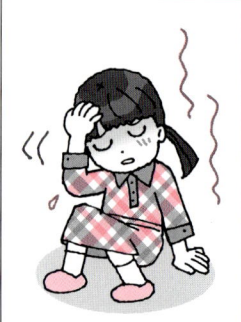

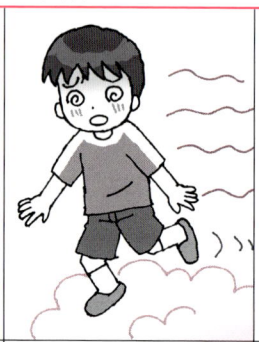

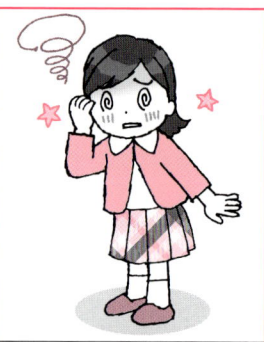

■動揺病（乗り物酔い）とめまい

　乗り物の揺れやスピードなどの刺激を、ヒトがどの程度受け入れられるかには限界があります。その限界を決めるのは前庭小脳・耳・目・精神神経の4つです。耳にある器官の中で動揺病（乗り物酔い）に関係するのは、体の前後・左右・上下、回転などを感じる前庭器官の耳石器と三半規管で、乗り物の加速や減速などの刺激が自分の限界を超えると、自律神経の失調状態として動揺病が生じます。

　最初はめまい感、生あくびなどから始まりますが、次第に冷や汗、動悸（どうき）、頭痛、吐き気などが生じます。加えて下痢が起こることもあります。

　乗り物酔いは、前庭小脳が発達する就学前ごろから生じるようになります。また、精神的な症状として、乗り物に乗って不快になった記憶を思い出すことで、動揺病が誘発されることもあります。

■内耳障害によって起こるめまい

　メニエール病が代表的なもので、回転性めまいが生じますが、中学生以下の子どもにはあまり見られません。

　ほかに慢性中耳炎（p.38）や中耳真珠腫（p.40）の内耳への波及により回転性めまいが生じることがあります。

　また、先天性の高度難聴児には平衡機能の障害を伴うことがあり、平衡感覚に影響が出ます。両耳とも機能が低下していると平衡障害の現れ方に規則性がなくなり、独り歩きが遅れたり、歩くときにふらつきが生じることがあります。

　平衡感覚は最もほかの感覚で補いやすい機能で、平衡機能が低下しても深部感覚や視覚などで次第にめまい感は改善してきます。

■耳鳴り

　はっきりとした耳鳴りを訴える子どもは少ないのですが、中には内耳疾患や中耳疾患から「耳の中で音がする」と表現する子どもがいます。

1．眼前暗黒感
目の前が暗くなり引きずり降ろされる感じ。

2．深部感覚
筋肉や腱（けん）、関節などが感知する体性感覚のひとつで、身体の位置や運動、抵抗、重量などの感覚を発生させます。

乗り物酔いについて
→p.27参照

その他の病気

その他の病気2
先天性疾患・遺伝的な病気への対応

■先天性疾患と遺伝性疾患

　生まれたときからある病気を先天性疾患といいます。そのうち遺伝が明確な場合を遺伝性疾患といいます。先天性＝遺伝性ではありません。先天性疾患の多くは原因不明ですが、遺伝子の突然変異である場合もあります。

　遺伝性疾患には、生まれたときすでにはっきりわかる疾患と、成長に伴って症状が生じてくる疾患とがあります。家族性発症[1]の傾向があるとわかっていた疾患の中で、遺伝が疑われていた疾患の遺伝子が解明されつつありますが、まだ解明されていないものも多くあります。

　いずれも生命にまったく影響しないものから大きく影響する疾患まで様々です。例えば耳垢の場合、湿性耳垢は優性遺伝、乾性耳垢は劣性遺伝ということがわかっています。また、アレルギー体質は家族性に発生しやすい体質です。感音難聴は原因が様々ですが、今まで原因不明とされていた難聴の80％ぐらいに難聴遺伝子が関与していることがわかってきました。

　症状は同じでも原因は遺伝性である場合と非遺伝性である場合とがあります。

■先天性疾患

〈感音難聴〉先天性風疹症候群、先天性サイトメガロウイルス感染症（出生時には軽度難聴でも進行する可能性があります）による難聴、内耳奇形による難聴などがあります。

〈小耳症、外耳道閉鎖症〉耳の奇形です。外耳道の孔が閉じている場合は伝音難聴となります。

〈唇裂口蓋裂・粘膜下口蓋垂〉唇裂は上唇が縦に割れている状態、口蓋裂は上顎（口蓋）が割れている状態です。粘膜下口蓋垂は軟口蓋の筋肉層がうすく割れている状態です。２分口蓋垂は粘膜下口蓋垂の一種で口蓋垂の先が２つに割れている状態です。いずれも程度により構音異常[2]を来します。

■遺伝性疾患

〈先天性耳ろう孔〉不規則遺伝をします。耳介の付着部に小さな孔があり、においのある白い汁が出ることがあります。孔があっても支障がない場合も多いです。

〈感音難聴〉両親は健聴でも劣性遺伝形式であれば、子どもに難聴が生じます。

■学校での対応

1. 保護者から担任、養護教諭へ

保護者から「生まれつき〜のような症状があります」などといわれた場合、深く追求することは避け、現状の認識を持つこと、どうしてほしいかを把握することを優先しましょう。

2. 担任、養護教諭から保護者へ

家族性の難聴の場合には、子どもも難聴を自覚できず、保護者も子どもの難聴を認識していない場合があります。「聞こえが悪いようですから医療機関を受診してください」などというよりも、「授業中、先生の説明やほかの子どもたちの発言が聞き取れないようです、後ろから呼びかけると気がつかないようです」などと、事象を具体的に伝えることで、医療機関受診につなげるようにしましょう。

■日常生活の注意点

小耳症や外耳道閉鎖：病院への通院や手術入院などが必要です。

難聴：話しかけるときは話す人の口元が見えるように、発音ははっきりと表情豊かに話しかけましょう。また、重要なことは連絡帳に書くなどをしましょう。

補聴器装用/人工内耳装着：機器を装着していても聞こえは完全ではありません。クラスでは補聴器や人工内耳をからかうことがないように、大事にするように伝えます。

---

1. 家族性発症
親兄弟、祖父母など血縁者が同じ病気になること。

2. 構音異常
言葉の発音にひずみがあること。

チェックポイント

学校での対応

- 難聴や構音異常でコミュニケーションがうまくとれず、友だちとの間で行き違いが生じたりすることがありますが、担任からの一言で、クラス内の理解が進むこともよくあります。
- 長期に継続治療が必要な場合には、1年間の治療計画などを聞き、家族には行事や学習の進行についても知らせておくといいでしょう。

その他の病気3

かぜに伴う症状

■かぜってどんな病気？

　主としてウイルスによって生じる上気道感染症のことを「かぜ」といいます。ウイルスにはインフルエンザウイルスやアデノウイルス、ライノウイルスなど様々なウイルスがあります。

　鼻や口からウイルスが入ることによって感染が生じ、粘膜に炎症が生じます。症状は、鼻漏、鼻づまりなどの鼻の症状や、のどが痛い、せきが出る、声がかれる、声が出にくくなるなど、上気道の症状のほかに頭痛などもあります。ウイルスの種類によっては、高熱や関節痛なども生じます。

　ウイルス感染は抗体ができることで治癒に向かい、症状が治まっていきますが、細菌感染を合併すると治りにくくなります。かぜをきっかけに発症しやすい病気には、急性中耳炎（p.34）や急性鼻副鼻腔炎（p.56）などがあります。また、下気道感染を起こし、気管支炎や肺炎を起こすことがあります。この場合には抗菌薬による治療が必要となります。

　のどが痛くなる病気には溶連菌感染症（p.71 脚注）という細菌感染症もあります。全身感染症として以前は猩紅熱と呼ばれ、法定伝染病とされていましたが、近年は抗菌薬で治療ができるようになっています。リウマチ熱や腎炎などを合併することがあります。

　長引くせきの場合は、気管支喘息や百日ぜきの可能性もあります。

■気をつけるべき合併症

急性中耳炎・滲出性中耳炎	鼻を強くかむことなどで病原菌が鼻から耳に入り、中耳炎を起こしやすくなります。（p.34、36）
急性鼻副鼻腔炎	鼻腔や副鼻腔にウイルス感染から細菌感染を合併した場合です。（p.56）
嗅覚障害	突然"においの感じ"が低下します。自分では気づきにくい症状です。（p.66）
扁桃周囲炎・扁桃周囲膿瘍	急性扁桃炎が周囲に波及し、重症化した状態です。のどが痛く、ものが飲み込めない、声が出にくいなどの症状があります。
急性喉頭炎	声がかれた状態から、次第に声が出にくくなります。息苦しさがある場合はすぐに医療機関を受診しましょう。
結膜炎	鼻から鼻涙管を通じて病原体の感染が生じます。目やにが出るのが特徴的な症状です。
気管支喘息	かぜをひくといつもせきが長引くという場合には、気管支喘息が疑われます。
気管支炎・肺炎	下気道の感染と炎症で、熱、せき、息苦しさなどがでます。

■日常生活の注意点

　かぜを軽い病気と考え「熱がなければ学校に行かせてもいい」と思っている保護者が多いのですが、かぜは感染症のひとつです。かぜの合併症も心配ですし、他人にうつす可能性についても考えなければなりません。せきが出るときのせきエチケットはもちろんですが、マスクをする以外にも、普段から他人にせきやくしゃみをかけないように注意しましょう。

　手洗い、うがいなど日常の感染対策を実行することも大切です。鼻をかんだ手でほかのものを触らない、手を目、鼻、口に持っていかない、などの注意も感染防止対策です。もちろんプールなどは感染を広めることになりかねませんから、見学させましょう。

　また、インフルエンザの予防接種は毎年必ず受けるようにしましょう。

手洗い・うがい
→p.28参照

■せきエチケットとは

　ウイルスや細菌感染で起こる病気は、くしゃみやせきのしぶき（飛沫）に含まれるウイルスや細菌が感染の原因となるため、くしゃみやせきが出る場合は、他者に感染を広げないためにも、マスクを着用することが大切です。マスクがないときは、周りの人から顔をそむけてティッシュなどで口と鼻を覆います。
このエチケットのことを「せきエチケット」といいます。

　また、鼻をかんだティッシュはほかの人が触らないようにし、飛沫や鼻水が手についた場合は、きちんと手を洗いましょう。

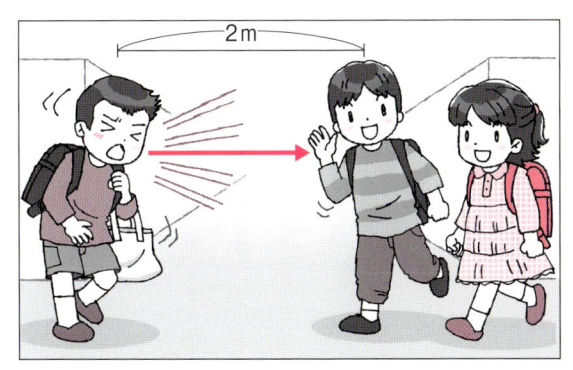

せきやくしゃみによる飛沫は、約2m飛ぶといわれています。飛沫感染する病気には様々なものがありますから、せきやくしゃみが出るときは、他人にうつさないためにもマスクをすることが大切です。

その他の病気

その他の病気 4

睡眠時無呼吸症候群

■病気の特徴

　口を開けて息をしたり、イビキをかいたりして眠っている子どもの呼吸を観察すると、息が止まっていることがあります。これを睡眠時無呼吸といいます。息が止まると空気が胸に入らないため、胸はふくらみません。息をしようと肩で大きく息を吸い込む動作があるのに息が胸に入っていかず、逆に胸下部が陥凹し、腹部がふくらむという努力性呼吸が見られることがあります。

　１時間に５回以上の無呼吸があると睡眠時無呼吸症候群の可能性があります。ぐっすり寝ようとすると息が止まって眠れないため、睡眠不足になります。成人では昼間の眠気が特徴ですが、子どもでは逆に日中の過活動、落ち着きのなさなどが生じます。幼児では夕食前や食事中に眠ってしまうことがあります。また、学童の睡眠時無呼吸症候群は学校の成績にも影響が生じるという海外の調査報告があります[※1]。

　原因は睡眠中に気道が狭くなっている病態があることで、子どもの場合、原因としてアデノイドや口蓋扁桃肥大（p.74）が多いのですが、アレルギー性鼻炎（p.62）や鼻副鼻腔炎（p.56）など鼻疾患による鼻閉でも生じます。成人と比べ、原因が明確で治療の効果が高いことが特徴です。

　成人では主な原因は肥満です。子どもには少ないのですが、小学校高学年からは肥満が原因のひとつになっている場合があります。

■対処法

　まずは、どの程度の症状か検査を受け、原因を調べましょう。アデノイドや口蓋扁桃肥大が原因の場合は手術が効果的です。

　アレルギー性鼻炎や鼻副鼻腔炎では内服薬や点鼻薬、鼻処置などの保存治療が主体となります。保存治療は長期に及びますから根気よく治療を受けていきます。アレルギー性鼻炎などで鼻粘膜が肥厚している場合は、鼻の通りをよくするためのレーザーなどによる治療（鼻粘膜焼灼 p.63）も可能です。

　肥満児の場合は、肥満対策に家族の協力が不可欠です。高度肥満（標準体重の1.5倍以上）では入院の上、食事指導を行い減量をすることもあります。

　急にイビキが生じ睡眠時無呼吸症候群が見られるようになった場合は、急性感染症や腫瘍などが原因となることがあり緊急の対策が必要な場合があります。

■イビキ

　イビキはぐっすり眠っている証拠、と思っている保護者が少なくありません。しかし、正常であればイビキは生じません。いつもイビキをかいている場合は耳鼻咽喉科で原因を調べることが必要です。イビキの音が生じるのは、睡眠中に気道が狭くなったところに呼吸の気流がある証拠です。

　また、睡眠時無呼吸症候群の子どもの場合、鼻呼吸障害があると、日中は口呼吸をしていても睡眠中は舌根沈下が生じ、気道が狭くなることでイビキが起こります。

　イビキをかく子どもとかかない子どもでは、学習意欲や落ち着きの有無に差があることがわかりました[※2]。

　修学旅行やお泊り体験などが予定される前には保護者にイビキについても注意を向けるようにしましょう。

■日常生活の注意点

　日中、いつも口を開いて息をしている（口呼吸）場合、鼻呼吸障害があると考えられます。常に口を開いてボーッとした顔つきになるのが特徴で、睡眠中はイビキをかいている可能性が大です。

　食が細い、食事に時間がかかる場合は口蓋扁桃肥大などの可能性があり、咽頭（きょうさく）での気道狭窄によるイビキの大きな原因となります。給食など食事時間が定められていると時間内に食べることができない場合もあります。食が細いため、やせ形で体重が増えないことが多いです。低学年はよだれがあることもあります。

　居眠りが多い子どもや、逆に過活動が見られる子どもは、質のよい睡眠がとれていないことがあります。睡眠時間が長くても、イビキをかき、熟睡できていない睡眠のことがあります。朝の寝起きはいいかどうか、朝食がとれる状態かも、要チェックです。

※1. Gozal D：Pediatrics 102：606・620, 1998

※2. 日本学校保健会ホームページ掲載「睡眠時無呼吸症候群について」（2009年）

その他の病気

その他の病気5

発声に関わる病気

■小児声帯結節

　子どもなのにしゃがれた声や、いつも声がかれている（嗄声（させい））という場合、声帯に小児声帯結節ができていることがあります。声帯結節はもともと声をよく使う職業人（学校の先生や保育士、歌手など）に多く見られる、声帯にできる小さなぼのようなものをいい、これが子どもに発症した場合を小児声帯結節と呼びます。

　原因としては、声帯に力を入れる発声をしている場合や、よくしゃべる、大きな声でしゃべるなどの習慣が影響している場合や、その両者の可能性もあります。また、声がかすれており、声が通らないために大きな声を出す、という悪循環も見られます。

　学校では、運動系の部活で大声を出すという指導が行われていることがあり、声帯結節の原因となっている場合があります。

　小児声帯結節は、成長とともに声帯も大きくなることで改善する場合が多いです。しかし、日常生活に支障のあるようなかすれ声は学校生活や家庭生活の質に影響するため「声の衛生」を守るようにします。声の衛生とは、大きな声を出さない、力を入れてしゃべらない、うるさい所でしゃべらない、離れたところからしゃべらない、などです。また、周囲が気をつけることとして、子どものいるところでは禁煙する、部屋を乾燥させない、離れたところから話しかけないなどが挙げられます。

■発声障害

　小児声帯結節やポリープ様声帯のように、声帯に病変がある場合を器質性発声障害といいます。内視鏡で喉頭を観察すれば声帯の状態が動きも含めてわかります。

　そのような器質的な病変がないのに、声が出ない場合は心因性発声障害を考えます。喉頭内視鏡検査を行いつつ「声を出してごらん」といっても「ハー」というような呼気しかないのに、声帯に異常はなく動きも正常な場合などです。心因性発声障害は、心因性難聴と同様、子ども自身の性格などの内因子に、何らかの外因子（悩みがある、ストレスを感じているなど）が加わることで、「声を出せない」という病態に置き換えた心因反応のひとつです。

■言葉の遅れ

言葉の遅れは学童以上では即学習の遅れにつながります。原因として多いのは発達障害、自閉傾向などの高次脳機能障害です。難聴も原因となりますが、難聴の場合には聴力を補えば言語は発達します。その点では言葉の遅れの原因が難聴であれば対策がとれるといえますが、聴能言語訓練の開始時期は年齢が小さいほど効果的な点にも注意が必要です。

発達障害や心理発達の問題がある場合には即効的な治療は難しく、その子どもの発達レベルに合った指導が必要となります。しかし、保護者が発達の遅れに気づいていない場合や、支援教室が適切と思われる場合でも普通学級を希望されるなど、子どもの発達段階に合っていない状況も考えられます。その時は子どものレベルに合った教材を使用することも大切です。

また、外国語環境の家庭では日本語の獲得が遅れることもありますが、小学校低学年までの子どもで知能と聴力が正常であれば日本語環境に入ると日本語を話すようになります。母語を何にするかは家族次第です。

■日常生活の注意点

声を出しにくくしている様子があり、「はい」という返事が周囲に聞こえないほどであれば精密検査を受けるようにしましょう。声帯結節以外には、まれですが喉頭乳頭腫症[1]という腫瘍がある場合が考えられます。

普段からおとなしい子ども、周りに気を使う子どもは心の負担（心因）を難聴や発声障害などの機能障害に置き換えることがあります。家庭環境も影響することがあります。

言葉の遅れは他人から客観的に指摘されるまで気がつかないことが多いため、周囲の観察が重要です。

1．喉頭乳頭腫症
喉頭にできる良性腫瘍の一種で、小さなイボが集まったような形をしています。パピローマウイルスとの関連があるといわれています。

チェックポイント

・発声障害は急に発症したかどうか、かぜなどのきっかけがなかったかを確認しましょう。

学校での対応
・声がかれている場合には、環境に気をつけてみましょう。部活などでの無理な声出しは声がれを悪化させます。

その他の病気 6

難　聴

■病気の特徴

　難聴とは「音が聞こえない、聞こえにくい」状態で、「聞こえが悪い」ともいわれます。難聴の程度や原因により子どもの言語発達や社会的発達などに影響を与えますが、目に見えない障害であり、気づかれにくいのが現状です。

　音には風の音やクラクションなどの環境音や、話し声などの音声がありますが、生まれたときから高度難聴があれば、世の中に音があるという認識はなく、言葉の存在もわかりません。この場合は可能な限り早期に発見し、早期療育を開始することで、言語習得を目指します。

　中等度難聴では言語発達が遅れていき、言葉の発音がはっきりしないなど構音障害が生じます。聞き間違いが多い、言葉を間違って覚えている、聞き返しが多いなどの場合は軽度難聴です。

　難聴には先天性難聴のみではなく流行性耳下腺炎（p.78）の後遺症や髄膜炎後の難聴など、後天性のものもあります。

　難聴はコミュニケーション障害をもたらし、学習への影響も大きくなります。症状の程度や、発症が言語習得前か習得後であるかが特に重要です。

■難聴の種類

　難聴は、障害部位や難聴の程度、原因など様々な分類方法があります。

○部位から見た分類

伝音難聴	外耳、中耳の障害で起こる
	音が小さく聞こえる／難聴の程度は 20〜70dB まで／薬や手術が有効なものがある／補聴器、骨導補聴器の効果は良好
感音難聴	蝸牛、聴神経などの障害で起こる（有毛細胞の障害で起こることが多い）
	音が小さく聞こえるだけでなく、ひずんで聞こえる／程度は様々で、高度難聴や聾になることもある／薬や手術が効かないことが多い／補聴器、人工内耳などを装用し、言葉の学習や訓練が要る
混合難聴	伝音難聴と感音難聴を合併している場合

○難聴の程度から見た分類

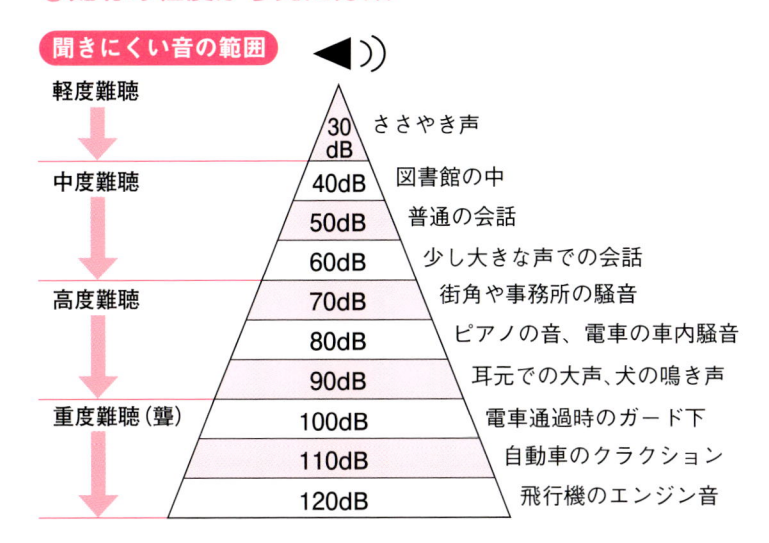

聞きにくい音の範囲		
軽度難聴	30dB	ささやき声
中度難聴	40dB	図書館の中
	50dB	普通の会話
	60dB	少し大きな声での会話
高度難聴	70dB	街角や事務所の騒音
	80dB	ピアノの音、電車の車内騒音
	90dB	耳元での大声、犬の鳴き声
重度難聴（聾）	100dB	電車通過時のガード下
	110dB	自動車のクラクション
	120dB	飛行機のエンジン音

○難聴の原因から見た分類
　器質性難聴：滲出性中耳炎、騒音性難聴、内耳炎、
　　　　　　　突発性難聴、遺伝性難聴 など
　非器質性難聴（機能性難聴）：心因性難聴

■音響外傷による難聴の起こる仕組み

　強くて大きな音（強大音）が耳のそばで発生したり、長時間強大音にさらされたりすると難聴が発症します。大人でみられる職業性難聴は強大音に1日8時間以上暴露された場合に生じる騒音性難聴です。爆発音、花火など急激な強大音により難聴が生じた場合は、急性音響性難聴といいます。

　ヘッドホンで音楽を聴く場合、適度な音量であれば、難聴はまず生じませんが、音量のダイヤルが変えられていて突然強大音が耳に入ってしまった場合など、音響外傷による難聴が生じる可能性があります。また、ライブ会場のスピーカー近くで強大音を聞いていると、耳鳴りとともに難聴が生じる可能性があります。

　学校生活では剣道で面を打たれた際の音による難聴発生の報告があります。

■心因性難聴

　健康診断の聴力検査で「難聴」を示したことをきっかけに、耳鼻咽喉科を受診し、難聴が発見される場合があります。

本人に難聴の自覚がなく、家族も気がついていない場合が多いため、突然の診断に驚きますが、実際には心因性難聴の場合があります。中耳や内耳には問題がなく、心理的な要因があり難聴を示す場合です。背景にはいじめや仲間外れなどの学校生活や、環境になじみにくい子どもの性格や心理発達が影響する場合が多く見られます。

■突発性難聴

　突発性難聴は、突然片方の耳の聞こえが低下する病気です。小児期では突発性難聴の発症はめったにありません。それまで聴力が正常であった子どもが健康診断などで両側性難聴を示すと、心因性難聴の疑いありです。また一側性難聴[1]を示す場合には精密検査を勧めます。

■日常生活の注意点

　補聴器や人工内耳を装着していると「聞こえは正常になった」と思われがちです。しかし、聞き取りやすくはなっても、聞こえは決して正常にはならないため、注意して接しましょう。

　聞き返しがある、聞き間違える、言葉の発音がおかしい、後ろからの呼びかけに反応しないなどの様子がある場合は軽度難聴の可能性があります。返事をしても聞き取れていないことが多く、行き違いが生じます。耳鼻咽喉科の受診を勧めます。

　一側性難聴の場合には聞こえのよい側の耳から先生の声が入るように座席の位置を決めましょう。ただし、一番前の席は状況判断がしにくいため、避けるべきです。

1．一側性難聴
片方の耳の聞こえが悪く、他方の聴力は正常の場合をいいます。生下時からすでに片方に難聴があったり、乳幼児期から片方に難聴があったりする場合、本人や周囲にも気づかずに就学ごろまで経過することが多く、就学時健康診断で初めてわかることがあります。音の方向がわかりにくくなります。

参考文献
・「難聴児童生徒へのきこえの支援―補聴器・人工内耳を使っている児童生徒のために」（平成16年（財）日本学校保健会作成）
・「子どもの心因性難聴Q＆A」（平成11年（財）日本学校保健会作成）

チェックポイント

・言葉を間違って覚えている、決まって書き間違える、発音がおかしい場合には聞こえが悪いことを疑い、聴力検査を受けさせましょう。

学校での対応

・補聴器や人工内耳を装着して通常学級に在籍する場合には、クラス内でからかわれることのないように配慮しましょう。

第 **7** 章

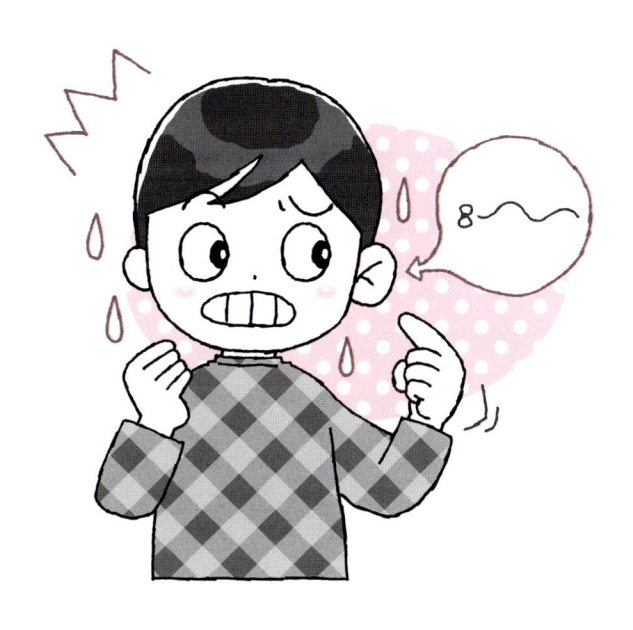

応急手当

応急手当1

異物症

■異物症とは

　ヒトの体に存在しない物体がヒトの体に入り、何らかの症状が生じた場合を異物症といい、場所により鼻腔異物、外耳道異物、気管支異物などと呼ばれます。

　異物は自然に入るもの（迷入）もありますが、自分で異物を入れたり、他人が入れたりすることもあります。食材の骨が咽頭に刺さったり、誤嚥(ごえん)して気管に異物が入ってしまうこともあります（p.104）。入った場所と異物の種類によって症状も重症度も異なります。

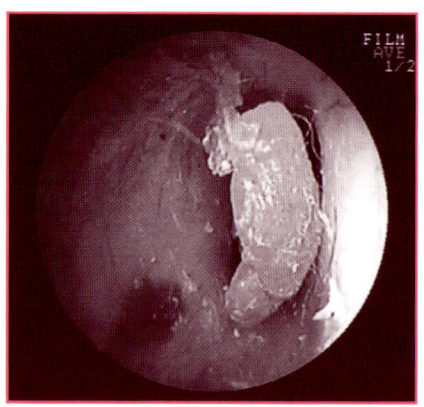

　また、発達障害の子どもの中には、何度も自分で耳や鼻に異物を入れる場合もあります。

右の外耳道に米粒を入れた5歳男児例

■子どもの異物症に気づくためのポイント

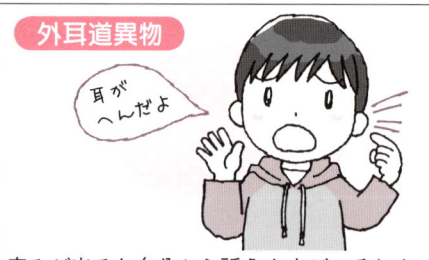

外耳道異物
「耳がへんだよ」

痛みが出ると自分から訴えますが、それまでは入れたことを黙っている場合があります。種や砂などの異物が検診の際に見つかることもあります。

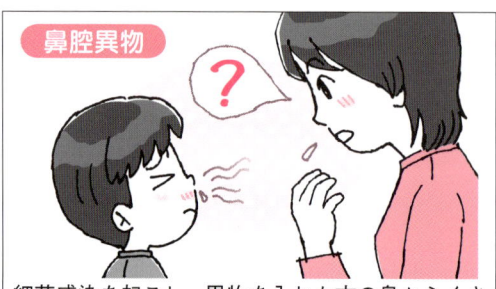

鼻腔異物

細菌感染を起こし、異物を入れた方の鼻からくさい鼻水が出ます。「鼻がにおう」ことで気がつきます。

咽頭異物

魚の骨が最も多いのですが、のどに刺さっていると、刺さった場所の痛みや嚥下痛があります。小学生以上であれば自分で訴えることができます。

気道異物（気管異物、気管支異物）

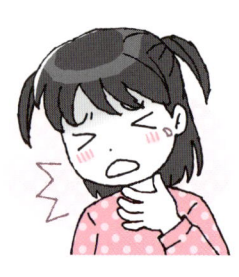

口から気道に入ってしまった異物をいいます。食べているときに笑った、泣いた、走ったなどで急な吸気が生じたことがきっかけになります。急にせき込む、突然声が出にくくなる、息が詰まるなどの症状が出ます。

食道異物

異物を飲み込んだ際、食道に引っかかると胸がつかえます。

■注意すべき異物

外耳道異物

耳の穴に入りやすい異物の例

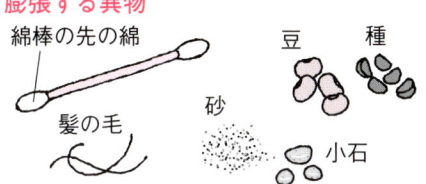

膨張する異物
- 綿棒の先の綿
- 豆
- 種
- 髪の毛
- 砂
- 小石

異物が耳をふさぐことで不潔になり、においったり聞こえが悪くなったりします。

生き物の異物
- カ
- ゴキブリ
- カナブン
- アリ

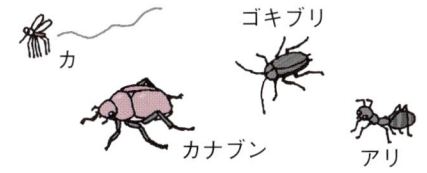

耳の中で異物が動くことによって、皮膚や鼓膜が傷ついたりします。

虫などの異物が混入してしまったら

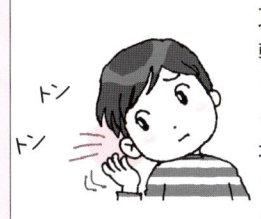

耳をやや下に向け、軽く耳の上をトントンとたたきます。それで出てこない場合は、無理に出そうとせず病院へ行きましょう。

耳かきを奥まで差し込むことはやめましょう

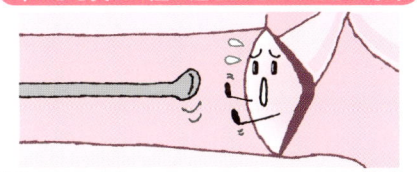

鼓膜に触れて傷つけてしまうことがあります。

安全ピンや針、ヘアピンなど

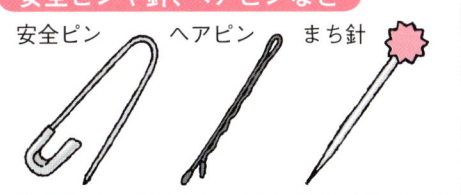

- 安全ピン
- ヘアピン
- まち針

食道や気管に入ってしまうと、全身麻酔下での摘出手術が必要となります。

咽頭・気道・食道異物

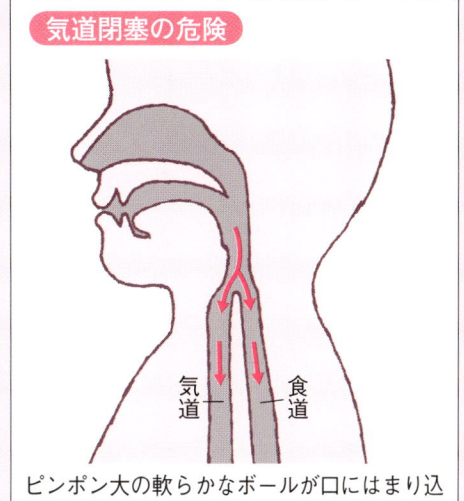

気道閉塞の危険

気道／食道

ピンポン大の軟らかなボールが口にはまり込む、砂遊びをしていて他人に砂を入れられる、などで気道閉塞が生じ、窒息の危険があります。

鋭利なものに注意

団子の串や割り箸

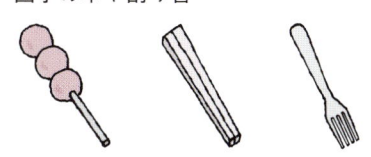

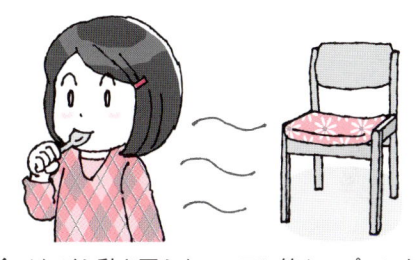

食べながら動き回らない、口に箸やスプーンをくわえたままにさせないなどに注意しましょう。

ボタン電池や小さな磁石

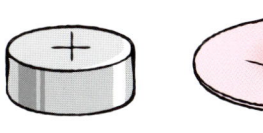

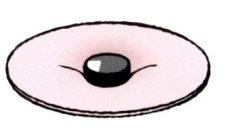

体の中に入ると、深刻な障害を引き起こすことがあります。

応急手当

応急手当2　耳の応急手当

■耳の手入れで気をつけたいこと

　耳垢（じこう）は誰でもたまるものですが、湿性耳垢の場合、固まると外耳道を完全に閉塞してしまうため、定期的に耳垢を除去した方がいいでしょう。乾性耳垢は自然に排出されることがありますが、ためてしまうと除去しにくくなります。

　急性中耳炎（p.34）や外耳炎（p.42）などで耳漏（じろう）が出ている子どもには、綿球を外耳道に当てて耳漏が外耳道からたれてこないようにします（p.35）。アトピー体質児では外耳道や耳介周囲に湿疹が生じやすいです。医師の指示通りに軟膏（なんこう）を塗布し、触らないようにしましょう。

　先天性耳ろう孔（こう）が感染した場合にもガーゼなどの被覆材で覆い、手で触らないようにします。

　ピアスの孔（あな）を開けている子どももいますが、汚れた手で触る、合わないピアスをつけるなどで傷がつき化膿（かのう）したり、湿疹になり、孔が感染を起こしふさがったりすることがあります。この場合は、傷の中に上皮が迷入したままとなり一種の腫瘍になります。

耳かきの注意点

耳垢のたまる部分は入り口から1cm程度のところまでです。奥まで耳かきを入れないようにしましょう。

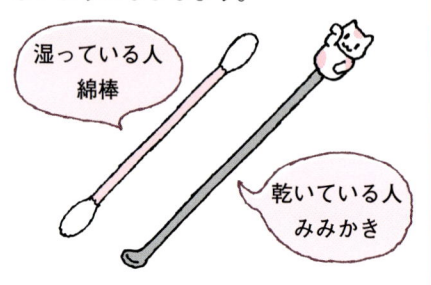

湿っている人　綿棒
乾いている人　みみかき

湿った耳垢の場合は、耳かきよりも綿棒などで入り口をぬぐうとよいでしょう。

■耳抜きの仕方

　かぜ気味の時にスキー教室に行った、遠足で小高い山に登ったことなどがきっかけで滲出性（しんしゅつせい）中耳炎（p.36）になることが結構あります。原因のひとつに、外気圧と鼓膜の内側（中耳）の圧のアンバランスがあります。耳閉塞感が生じますが、圧を同じにするために行うのが耳抜きです。

　軽い場合は、耳珠（耳の孔の前にある突起部分）を外側からも内側からも指で何度か押さえる、耳介を指で後ろ側に引っ張る、外耳道を指で前に押すようにするなどの動作で、耳管に物理的な力が働き、少しですが鼻腔から鼓室への換気ができます。滲出性中耳炎の子どもの耳いじりは「このようにすると耳の不快感（耳

閉感）が取れる」と、自然に体得した結果だと考えられています。次に唾を飲み込む、あくびをする、かむなど顎(あご)を動かす動作をすると嚥下運動に伴い耳管開口部が動きます。それでも改善しない場合は、鼻をつまんでつばを飲み込むようにする方法もありますが、こつが必要です。

■ヘッドホン、イヤホンの使い方に注意

音量は聞いていて心地よい大きさにセットしておき、ヘッドホンやイヤホンの使用前には必ず音量の確認をしましょう。不意に強大音が入ると音響外傷による難聴の心配があります。また、イヤホンは材質によりアレルギーによる湿疹ができることがあります。これを使うとかゆくなる、という場合は材質が合わないと考えられます。

きつめのイヤホンを外耳道に押し込むのはよくありません。大きさも自分に合ったものを使いましょう。他人との共用は避け、自分専用のものを用意するのがお勧めです。

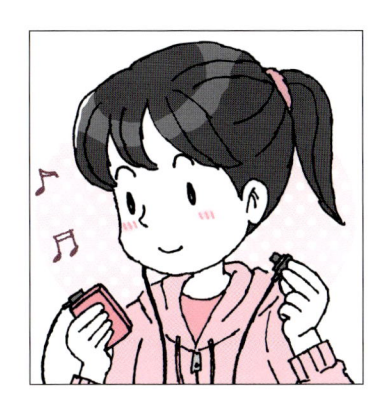

■耳をたたかれた場合

特に平手打ちにより急激な圧力が加わることで、鼓膜が破れて鼓膜穿孔(こまくせんこう)（p.44）や内耳への外傷の危険があります。難聴やめまいなど後遺症の可能性も生じます。耳鼻咽喉科専門医を受診しましょう。

殴打だけではなく、ボールが耳に当たったときも同様の原理で、鼓膜穿孔や内耳に影響が生じることがあります。特にソフトボールなどの軟らかいボールは耳に圧力がかかりやすいため要注意です。

応急手当3

鼻の応急手当

■鼻血

鼻血は鼻中隔の粘膜から出ることが多く、鼻出血といわれ、アレルギー性鼻炎がある子どもに多く見られます。

出血するのは、鼻の入口部から数㎜から1㎝ぐらいのキーゼルバッハ部位と呼ばれる鼻中隔の粘膜です。粘膜がただれたところに痂皮が付き、指でこするなどの刺激で出血したり、原因が特に見当たらないのに突然毛細血管から出血することもあります。

鼻血はどこから出るの？

キーゼルバッハ部位

鼻血の出血部位の80％はキーゼルバッハ部位です。

■止血の仕方

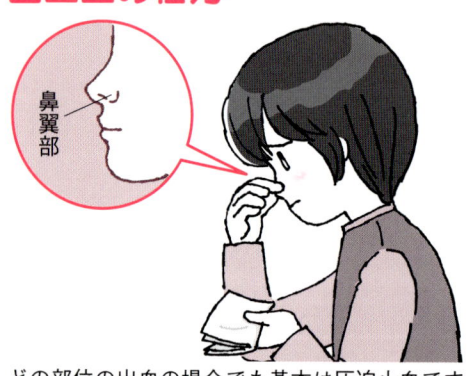

鼻翼部

どの部位の出血の場合でも基本は圧迫止血です。鼻翼部（びよくぶ）を指でつまむようにして鼻中隔を圧迫するようにします。

鼻内の奥に入り取れなくなることがあるため、詰めるものは1個のみにしましょう。

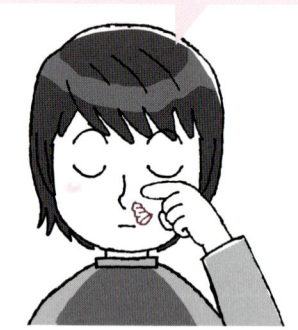

圧迫する際に、出血している方の鼻にティッシュペーパを2㎝ぐらいの長さで固く丸めたものを詰め、圧迫します。

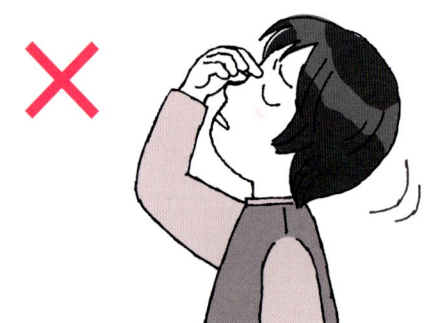

✕

上を向くと、血液がのどに流れ込んで気分が悪くなることがあります。

■鼻を打ち付けた場合

　転んで鼻をぶつけた、ボールが鼻に当たった、殴られたなどの、鼻の外傷が発生した場合、鼻骨骨折の可能性もありますから、耳鼻咽喉科で診てもらうようにしましょう。内出血では顔が紫色に変化して驚きますが、出血が自然に吸収されることにより黄色から黄土色となり消えていきます。外傷の場合は冷やす方がいいでしょう。

■鼻の手入れで気をつけたいこと

　鼻漏が出ているときは片方ずつ静かに鼻をかむようにしましょう。鼻漏がいつもたれている状態では鼻入口部がただれ、びらんや湿疹を作ってしまいます。鼻入口部に軟膏を塗布し周囲の皮膚を保護しましょう。

　鼻をよくいじっている子ども、鼻に指を入れてかいている子どもはアレルギー性鼻炎（p.62）の可能性があります。鼻がかゆくてかいていますから、「鼻をいじってはだめ」と禁止することは、注意する側の自己満足になってしまいます。鼻の治療を受け、鼻のかゆみを取ってもらうようにしましょう。鼻に蒸気を当てる鼻用スチーマがありますが、軽症中等症の場合には効果が認められています。

　鼻副鼻腔炎のときに鼻内を水で洗浄している家庭もあります。冷たい水よりは体温に温めた水を使用するよう、洗浄の仕方は耳鼻咽喉科で指導を受けましょう。

正しい鼻のかみ方
→p.29参照

応急手当 4

のどの応急手当

■咽頭異物や誤嚥

　食べ物や異物を気管内に飲み込んでしまうことを誤嚥といいます。餅やこんにゃくなど形が変形する柔らかいものがのどにつかえると、窒息の恐れがあります。魚の骨などが刺さった場合で緊急を要することはほとんどありません。

　食物などがつかえたときは、まず指でかき出すことが基本です。救急処置をしながらためらわず救急車を呼びましょう。

誤飲

　食物以外のものを飲み込んでしまった場合は誤飲ともいいます。間違って飲んだ、ということもありますが、身近にあるものをふざけて飲み込むこともあります。

　多いのはコインなどですが、ボタン型電池などを飲み込んでしまうと、消化器官に穿孔を起こすことがあるため危険です。

　「叱られる」ことがわかっているため、自分ではいい出しにくいようです。普段から危険について話しておきましょう。

誤嚥、誤飲の場合の吐かせ方

子どもの腰を抱えて立て膝をし、子どものおなかを太ももの上に乗せて頭を低くさせて吐かせます。

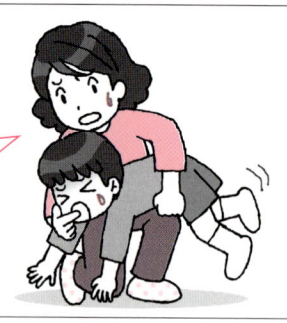

口内や咽頭入り口のあたりにある異物は、指でかき出したり、吐かせたりすることでたいていは出すことができます。ただし、指でさらに押し込んでしまったり、吐かせようとして気管に誤嚥してしまう危険もあるため注意をしましょう。

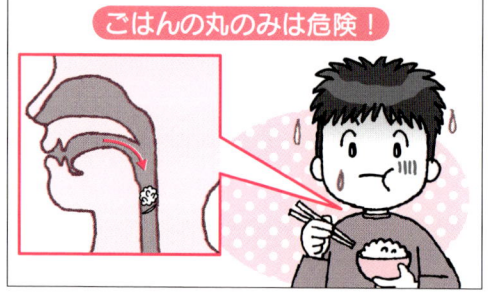

ごはんの丸のみは危険！

魚の骨が刺さった場合、ご飯の丸のみはやめましょう。逆効果になることがあります。その日のうちに耳鼻咽喉科を受診させましょう。

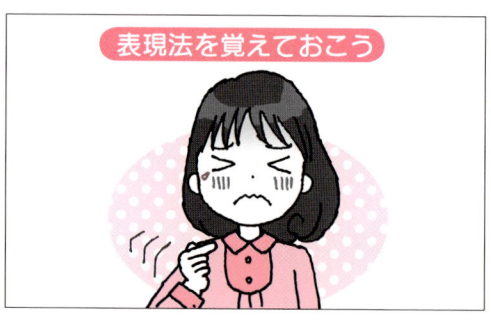

表現法を覚えておこう

のどに何がつかえて苦しいときは声を出せないため、普段から表現法を伝えておくと緊急の際に役立ちます。

■口の周りやまぶたなどが急に腫れた場合

　ぶつけたなどの直接の誘因がないのにも関わらず、急に口唇など口の周りやまぶたなどが腫れることがあります。これは、クインケの浮腫といわれる血管性浮腫の場合があります。食物アレルギーによることもあり、浮腫が気道に及ぶと窒息状態となり緊急を要します。すぐに医療機関を受診しましょう。

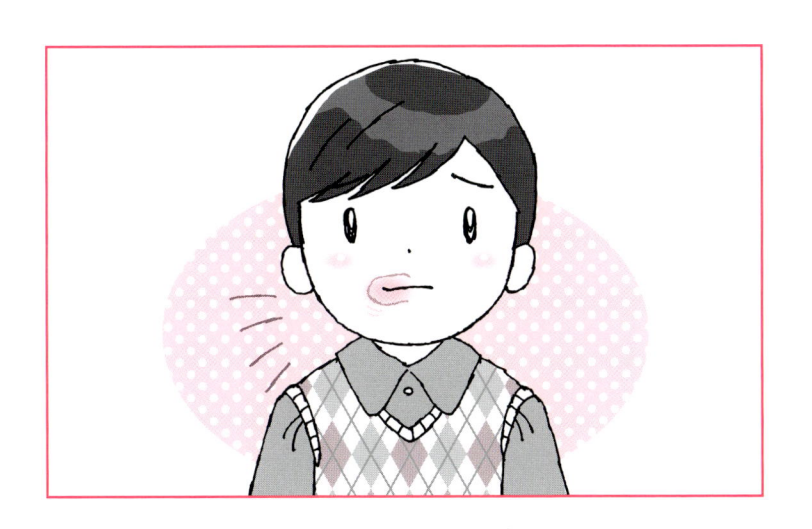

■のどの痛みがある場合

　かぜをひいてのどが痛いとき、うがいで痛みが軽減するという効果はあまり見当たりません。しかし、口腔内を清潔に保ち、感染を広げさせないためにはよいでしょう。熱いお湯でのうがいは痛みを増強させることがあるので、ぬるま湯にしましょう。のどの痛みを和らげるには、湿度が必要ですからマスクが効果的です。

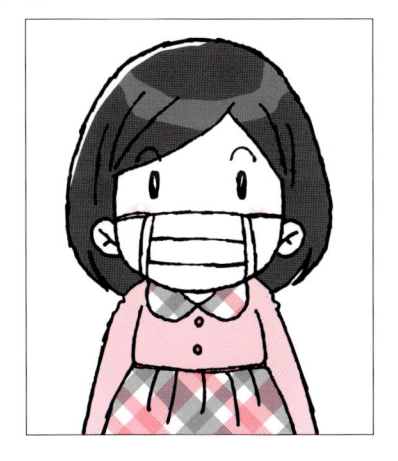

> 応急手当5
病院で伝えるべきチェックポイント

■病院で伝えるべきチェックポイント

　就学前までに、少なくとも80％以上の子どもが急性中耳炎になるといわれていますから、多くの子どもは耳鼻咽喉科にかかったことが一度はあるはずです。学区内や近所の耳鼻咽喉科、健康診断などでもお世話になる耳鼻咽喉科の学校医など、かかりつけの耳鼻咽喉科を持つことがお勧めです。

学校での対応

　保護者への連絡はできる限り早くしましょう。ただし、緊急時で保護者に連絡が取れない場合は医療機関の受診を優先させましょう。外傷などは形成外科、めまいは内科・小児科、口唇やまぶたなどの急な浮腫は皮膚科などでも対応可能です。

　かかりつけ医が休診の場合には、緊急度と重症度に合わせて、学校医、総合病院、救急病院などへ連絡します。

　また、本来、家庭で医療機関に連れて行くべき子どもが医療を受けていない場合、医療ネグレクトなど虐待の一種の可能性があります。医療面のみだけではなく体重や身長の伸び方、給食の食べ方など、多方面から子どもを見る必要があります。

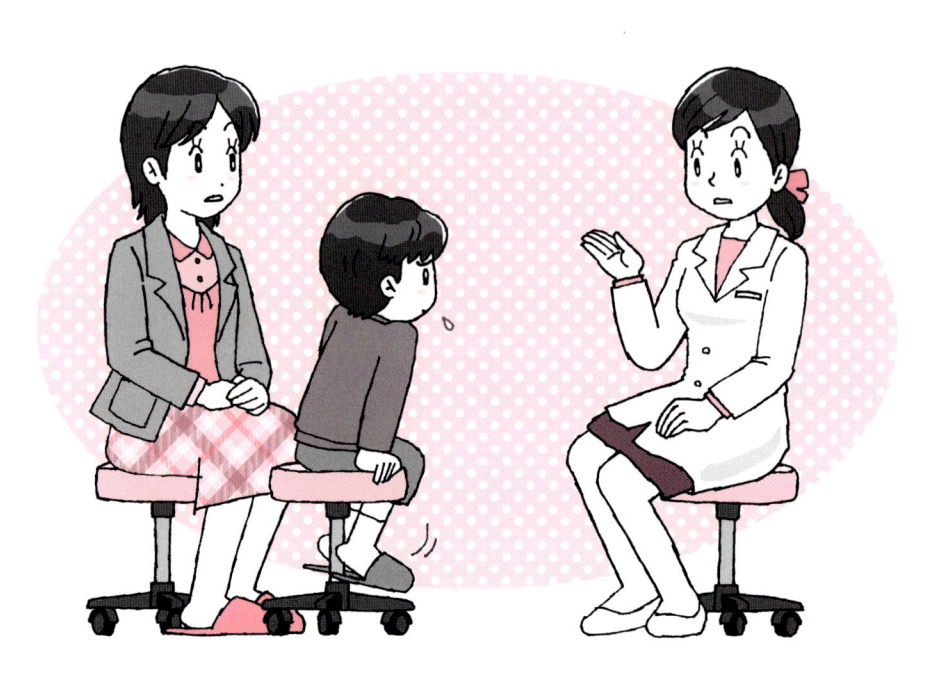

「学校から医療機関への連絡票」

氏名		生年月日	年　月　日	学校	年
住所				電話	

保護者氏名		保護者への連絡	済　　　未　　　連絡中
保険証	あり・なし・コピー持参		

既往歴	なし・あり（　　　　　　　　　　　　　　　　　　）・不明
アレルギー体質	なし あり（気管支喘息(ぜんそく)・アレルギー性鼻炎・アトピー性皮膚炎・他）
薬のアレルギー	なし・あり（　　　　　　　　　　　　　　　　　　）・不明
現在服用中の薬	なし・あり（　　　　　　　　　　　　　　　　　　）・不明

受診の目的	耳痛　鼻出血　異物（耳・鼻・咽頭・他　　　　　　　　　　） 外傷（耳・鼻・顔面・頸部(けいぶ)・他　　　　　　　　　　　　） 他（　　　　　　　　　　　　　　　　　　　　　　　　）
発症時期	年　　　月　　　日　　　時頃
発症のきっかけ	あり（　　　　　　　　　　　　　　　　　　）・なし・不明
発症場所	校庭・校舎内（教室内・廊下・他　　　　　　　　　　　　） 他（　　　　　　　　　　　）・不明

発症後の経過：

応急手当

参考文献

「子どものみみ・はな・のどの診かた」南山堂　工藤典代 著（2009年）
「小児耳鼻咽喉科診療指針」金原出版　日本小児耳鼻咽喉科学会 編集（2009年）
「口腔咽頭の臨床　第2版」医学書院　日本口腔・咽頭科学会編（2009年）
「耳鼻咽喉科・頭頸部部外科学の最新医療　先端医療シリーズ35」寺田国際事務所／先端医療技術研究所　加我君孝、小宗静男　編集主幹（2005年）

さくいん

【あ】

アデノイド……… 18,20,37,48,58,74,90
アレルギー性鼻炎…… 18,20,23,24,31,37,
　　　　　　　　　56,58,62,66,90,102
アレルゲン………………………………… 64
イビキ………………… 20,27,49,63,74,90
異物症……………………………………… 98
咽頭異物……………………………… 98,104
咽頭結膜熱………………………………… 70
咽頭痛…………………………………… 71,80
うがい………………………………… 28,105
嚥下障害……………………………… 20,74,80
嚥下痛……………………………………… 71
おたふくかぜ（ムンプス・流行性耳下腺炎）
　……………………… 21,27,32,41,54,78
音響外傷……………………………… 95,101

【か】

外耳道異物……………………………… 17,30,98
外耳（道）炎 ………………… 17,31,42,100
外耳道真珠腫…………………………………… 51
外耳道閉鎖症…………………………………… 86
外傷性鼓膜穿孔（鼓膜の孔）… 31,38,44,101
かぜ…………………… 19,25,49,56,88,105
花粉症………………………………… 23,24,62,64
感音難聴………………………………… 86,94
眼前暗黒感………………………………… 84
顔面神経麻痺……………………………… 52,53
気道異物…………………………………… 98
嗅覚障害……… 19,57,59,61,64,66,68,88
急性中耳炎……… 17,30,34,36,38,88,100
急性鼻副鼻腔炎…… 18,20,31,56,58,60,
　　　　　　　　　　　　　　　68,88

【さ】

急性扁桃炎………………………… 20,70,72
共鳴………………………………………… 11
クインケの浮腫…………………………… 105
口呼吸…………………………… 7,49,63,91
減感作療法………………………………… 63
健康診断…………………………………… 26
誤飲………………………………………… 104
構音………………………………… 6,11,13
構音異常（障害）……………………… 82,86
口蓋扁桃肥大（扁桃肥大）…… 32,74,80,90
後鼻漏………………………………… 57,59
声の衛生…………………………………… 92
誤嚥………………………………… 98,104
言葉の遅れ………………………………… 93,94
鼓膜の孔（鼓膜穿孔）……… 31,38,44,101
混合難聴…………………………………… 94

【さ】

シェーグレン症候群……………………… 78
耳介血腫…………………………………… 47
耳介軟骨膜炎……………………………… 46
耳下腺炎………………………………… 32,78
耳管開放症………………………………… 48
耳管狭窄症………………………………… 48
耳管狭窄………………………………… 37,48
耳垢栓塞………………………………… 29,50
耳性帯状疱疹…………………………… 52,53
耳癤………………………………………… 42
自然口…………………………………… 6,56,60
耳痛………………………… 35,38,43,44,52
耳閉感（耳閉塞感）………… 37,48,51,100
小耳症……………………………………… 86
小児声帯結節…………………………… 21,92

耳漏……………17,30,35,39,40,43,100
心因性難聴…………………………95
人工内耳……………………………87
真珠腫性中耳炎（中耳真珠腫）
　………………………17,30,38,40,41
滲出性中耳炎……14,16,26,30,36,38,48,
　　　　　　　　　　　　　88,100
髄膜炎………………………41,54,60,94
睡眠時無呼吸症候群……………20,27,90
舌小帯短縮症……………………32,82
摂食・咀嚼・嚥下………………7,12,80
先天性耳ろう孔…………………86,100

【た】
中耳真珠腫（真珠腫性中耳炎）
　………………………17,30,38,40,41
手足口病……………………………21
手洗い………………………………28
伝音難聴…………………………36,40,94
動揺病（乗り物酔い）……………27,85
突発性難聴…………………………95

【な】
内耳炎………………………………41
難聴………16,26,36,40,41,51,52,54,78,
　　　　　　　　　　　86,93,94,101
膿栓…………………………………72
乗り物酔い（動揺病）……………27,85

【は】
発声（発音）………………11,13,87,94
発声障害……………………………92
鼻呼吸……………………………6,11,12
鼻血………………………………19,102
ハント症候群………………………52
反復性耳下腺炎…………………21,78
反復性扁桃炎………………………72

鼻腔異物…………………………18,98
鼻汁………………………………57,59
鼻中隔彎曲症………………………68
鼻粘膜焼灼…………………………63
鼻副鼻腔炎……18,37,48,56,58,66,74,90
鼻漏………………23,56,59,61,63,75,88
プール熱……………………………70
副鼻腔……………………6,56,58,60,88
平衡機能…………………………8,85
ベル麻痺……………………………53
扁桃炎……………………23,32,80,88
扁桃肥大（口蓋扁桃肥大）……32,74,80,90
補聴器………………………………87

【ま】
慢性中耳炎（慢性化膿性中耳炎）
　……………………………17,30,38,41
慢性副鼻腔炎……………………18,56,58
慢性扁桃炎………………………32,72
味覚障害…………………………53,76
耳そうじ…………………………26,29
耳鳴り……………………………52,85
ムンプス（おたふくかぜ・流行性耳下腺炎）
　…………………………21,27,32,41,54,78
メニエール病………………………85
めまい……………………41,45,52,84,101

【や】
溶連菌感染症……………………21,71,88

【ら】
流行性耳下腺炎……………21,32,41,54,78

【わ】
ワルダイエルの扁桃輪（咽頭輪）……7,74

著者紹介

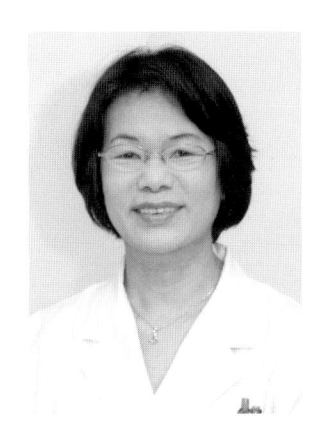

工藤　典代（くどう　ふみよ）
千葉県立保健医療大学健康科学部栄養学科　教授

〈略歴〉
1977年大阪大学医学部卒業、同年千葉大学医学部耳鼻咽喉科入局、千葉県こども病院耳鼻咽喉科部長を経て、現在千葉県立保健医療大学教授。医学博士、耳鼻咽喉科専門医、気管食道科認定医。

〈著書〉
「子どものみみ・はな・のどの診かた」南山堂、ほか

子どもがかかる　耳・鼻・のどの病気百科

2012年1月20日　初版第2刷発行

著　　　者　工藤 典代
発 行 人　松本 恒
発 行 所　株式会社 少年写真新聞社
　　　　〒102-8232　東京都千代田区九段南4-7-16　市ヶ谷KTビルⅠ
　　　　TEL 03-3264-2624　FAX 03-5276-7785
　　　　URL http://www.schoolpress.co.jp/
印　刷　所　図書印刷株式会社

©Fumiyo Kudo 2011 Printed in Japan
ISBN978-4-87981-382-4 C0037
NDC496

スタッフ　編集：森田 のぞみ　DTP：木村 麻紀　校正：石井 理抄子　イラスト：おたざわ ゆみ、中村 光宏
　　　　編集長：野本 雅央

本書を無断で複写・複製・転載・デジタルデータ化することを禁じます。
乱丁・落丁本はお取り替えいたします。定価はカバーに表示してあります。